중국어 의료회화

中国语 医疗会话

병원에서 통하는

중국어 의료 회화

| 황지연 지음 |

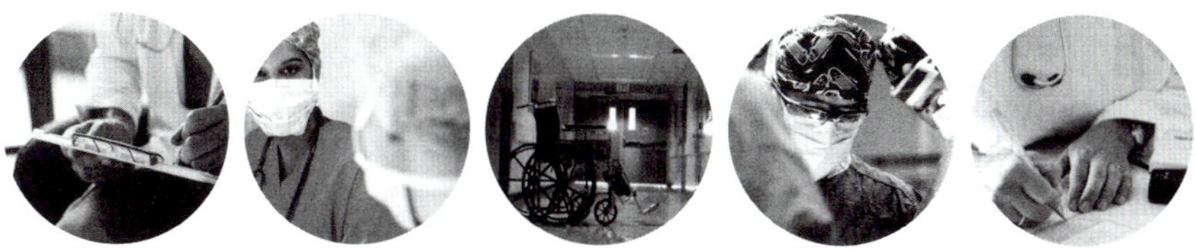

中国语 医疗会话

HUiNE

추천사

외국인 환자 유치와 알선을 허용하는 2009년 의료법 개정을 필두로, 해외환자 유치 및 의료 해외진출 등 글로벌 헬스케어 분야가 국가 新성장동력 사업으로 지정되어 집중적으로 육성되고 있습니다. 우리나라를 방문하는 외국인 환자 수는 2009년 이후 5년 새 약 4배 이상 증가하여 누적인원 100만 명이 넘었으며 총 1조 5천억 원의 진료수입을 창출하였습니다. 국내 의료기관의 해외진출도 2014년 19개국 125건에 이르는 등 보건의료산업의 세계화가 적극적으로 추진되고 있습니다.

이러한 흐름에 맞춰, 한국보건복지인력개발원(이하 "인력개발원")은 의료통역사, 외국인 의료코디네이터 등 글로벌 헬스케어 시장을 책임지고 이끌어갈 전문 인재를 양성하는 데 적극적인 노력을 기울이고 있습니다. 전문 의료통역사를 배출하는 목표로 2009년 시작된 '의료통역사 양성사업'은 영어, 중국어, 일본어, 러시아어, 아랍어, 몽골어, 베트남어 등 7개 언어를 대상으로 실제 국제진료상황에서 활동할 수 있는 검증된 의료통역 인력을 매년 배출해오고 있습니다. 또한, 실무밀착형 인재를 양성하기 위해 국제의료기관 현장실습, 인턴십 연계 등 실무적인 교육도 함께 실시하고 있습니다.

최근 「의료 해외진출 및 외국인환자 유치 지원에 관한 법률안」이 올해 12월 국회 본회의를 통과하였습니다. 이번 법안을 통해, 향후 글로벌 헬스케어 시장이 더욱 확대되리라는 기대감과 함께, 체계적인 교육을 받은 검증된 의료통역사를 양성하고 배출해야 한다는 글로벌 전문 인재 양성에 대한 중요한 숙제를 안게 되었습니다.

양질의 의료통역사 배출에 대한 중요성이 대두되는 요즘, 2009년부터 '의료통역사 양성사업' 통역실기 교수진으로 함께 해주신 한국외국어대학교 통번역대학원에서 이번에 발간하는 <중국어 의료회화> 책자는 대한민국 보건의료산업의 미래를 책임질 의료통역사와 의료코디네이터를 위한 실전 교과서가 되리라 기대합니다. 외국인 환자의 예약, 접수부터 퇴원, 사후관리에 이르기까지의 국제진료 절차에 따른 체계적인 내용구성은 의료분야가 낯선 예비 의료통역 인력들에게 좋은 지침서가 될 것이라 사료됩니다. 또한, 실제 의료상황에서 사용하고 있는 의료회화 시나리오, 피부에 와 닿는 실제적인 표현 등으로 구성되어 있어 학습자들이 의료상황에 보다 친근하게 접근할 수 있을 것입니다.

이 교재를 통하여 의료통역사가 꼭 갖추어야 할 역량들이 배양되고, 미래를 준비하는 예비 의료통역 인재들에게 유익하게 활용되는 소중한 디딤돌이 되기를 바랍니다.

2016년 2월

한국보건복지인력개발원
류호영 원장

서 문

우리나라는 2009년 의료관광을 국가 신 성장 동력산업으로 선정하고, 의료법상 외국인 환자 유치행위가 허용됨에 따라 본격적으로 활성화되었다. 외국인 환자 유치가 가능해진 이래, 우리나라를 방문해서 치료받은 외국인 환자는 2009년 6만 201명에서 2014년 26만 6,501명으로 급증하였다. 그중 중국인 환자의 수가 1위를 차지하고 있다. 우리나라 의료비용이 선진국과 비교하여 저렴하면서 동시에 높은 수준의 의료 서비스와 휴양시설을 갖추고 편리한 접근성까지 갖추어 중국인을 대상으로 한 의료관광 산업을 발전시키기에 적합한 조건을 가지고 있으며 지속적인 성장 추세를 보이고 있다.

의료가 공공 영역이 아닌 산업의 영역으로 이동됨에 따라 의료통역사가 새로운 직종으로 부상하고 있다. 한국보건산업진흥원에 따르면 2020년 100만 명의 외국인환자를 예상할 경우, 3,000명의 의료통역사가 필요하다고 예측되고 있다. 이처럼 우리나라에서 외국인 환자의 의료관광 시장의 파이가 커짐에 따라 의료통역사와 의료 코디네이터와 같은 전문 인력이 필요한 상황이다. 의료통역사는 치료를 목적으로 한국을 찾은 중국인 환자와 내국인 의료진 간 의사소통을 원만하게 이뤄지도록 하는 것을 주요 임무로 한다.

<중국어 의료회화>는 실제 국제진료 현장에서 직접 활용할 수 있는 내용 구성을 통해 중국어 의료전문인력의 양성과 학습에 도움을 주고자 쓰여졌다. 기본 구성은 의료업무 프로세스에 근거하여 중국인 환자가 많이 오는 진료 상황별로 의료진과 환자의 의료대화이다. 의료진이 국제 진료에서 자주 사용하는 표현과 환자가 증상을 호소하는 표현을 쉽고 간결한 문장으로 각각 따로 표로 작성하였다. 이 외에 연습문제, 진료 상황별 유용한 용어와 꼭 알아두어야 할 표현 등 현장에서 다양하게 사용할 수 있는 표현과 어휘를 넣었다. 이 교재를 통해 의료통역사와 의료 코디네이터로서의 기본역량과 전문역량을 체계적으로 기르고, 실제 의료통역 현장에서 본 교재가 유익하게 사용되길 기대한다.

2016년 2월

황지연

목 차

추천사 _ 5

서　문 _ 7

I. Non Medical Service

1. 진료 예약 _ 14

상황1 14
상황2 17
상황3 20
상황4 23
진료 예약 상황에서 의료진이 자주 사용하는 표현 25
진료 예약 상황에서 환자가 자주 사용하는 질문 26
진료 예약 상황에서 유익한 용어 28

2. 진료비 수납 _ 31

상황1 31
상황2 33
상황3 36
진료비 수납 상황에서 의료진이 자주 사용하는 표현 39
진료비 수납 상황에서 환자가 자주 사용하는 표현 40
진료비 수납 상황에서 알아두면 유익한 용어 41

3. 건강검진 _ 42

상황1 42
상황2 47
상황3 52
건강검진 상황에서 의료진이 자주 사용하는 표현 56

건강검진 상황에서 환자의 증상 호소 표현 59
건강검진 상황에서 알아두면 유익한 용어 60

II. Medical service

1. 내과 진료 _ 64

상황1 64
상황2 70
상황3 76
내과 진료 상황에서 의료진이 자주 사용하는 표현 82
내과 진료 상황에서 환자의 증상 호소 표현 87
알아두면 유익한 표현 89

2. 외과 진료 _ 92

상황1 92
상황2 97
상황3 101
외과 진료 상황에서 의사가 자주 사용하는 질문 및 표현 106
외과 진료 상황에서 환자의 증상 호소 표현 110
알아두면 유익한 외과적 어휘 112

3. 피부과 진료 _ 116

상황1 116
상황2 119
상황3 122
상황4 124
피부과 진료 상황에서 의사가 자주 사용하는 질문 및 표현 126
피부과 진료 상황에서 환자의 증상 호소 표현 128
알아두면 유익한 피부과 용어 129

4. 성형외과 진료 _ 131

상황1 131
상황2 135
상황3 139
성형외과 진료 상황에서 의사가 자주 사용하는 질문 및 표현 144

성형외과 진료 상황에서 환자의 증상 호소 표현 146
알아두면 유익한 성형외과 단어 148

5. 신경내과 진료 _ 151

상황1 151
상황2 155
상황3 158
상황4 160
신경내과 진료 상황에서 의사가 자주 사용하는 질문 및 표현 164
신경내과 진료 상황에서 환자의 증상 호소 표현 168
알아두면 유익한 신경내과적 어휘 170

6. 치과 진료 _ 172

상황1 172
상황2 178
상황3 181
치과 진료 상황에서 의사가 자주 사용하는 질문 및 표현 183
치과 진료 상황에서 환자의 증상 호소 표현 186
알아두면 유익한 치과적 어휘 187

7. 안과 진료 _ 189

상황1 189
상황2 192
상황3 196
상황4 200
안과 진료 상황에서 의사가 자주 사용하는 질문 및 표현 204
안과 진료 상황에서 환자의 증상 호소 표현 206
알아두면 유익한 용어 208

8. 소화기내과 진료 _ 210

상황1 210
상황2 213
상황3 219
소화기내과 진료 상황에서 의사가 자주 사용하는 질문 및 표현 224
소화기내과 진료 상황에서 환자의 증상 호소 표현 228
알아두면 유익한 용어 230

9. 부인과 진료 _ 232

상황1 232
상황2 236
상황3 242
부인과 진료 상황에서 의사가 자주 사용하는 질문 및 표현 246
부인과 진료 상황에서 환자의 증상 호소 표현 249
알아두면 유익한 용어 251

10. 진단 및 처방 상황 _ 253

진단명 통보 및 치료를 처방하는 상황에서 의사가 자주 사용하는 질문 및 표현 253
진단명 통보 및 치료를 처방하는 상황에서 환자의 증상 호소 표현 256
알아두면 유익한 용어 258

11. 응급실 상황 _ 260

상황1 260
상황2 265
상황3 267
상황4 269
응급실 상황에서 의사가 자주 사용하는 질문 및 표현 272
응급실 상황에서 환자의 증상 호소 표현 275
알아두면 유익한 용어 277

12. 약 처방과 약국 상황 _ 280

상황1 280
상황2 285
상황3 288
약 처방과 약국에서 의료진이 자주 사용하는 질문과 표현 291
약 처방과 약국에서 환자가 자주 사용하는 질문 292
알아두면 유익한 용어 293

연습문제 정답 _ 297

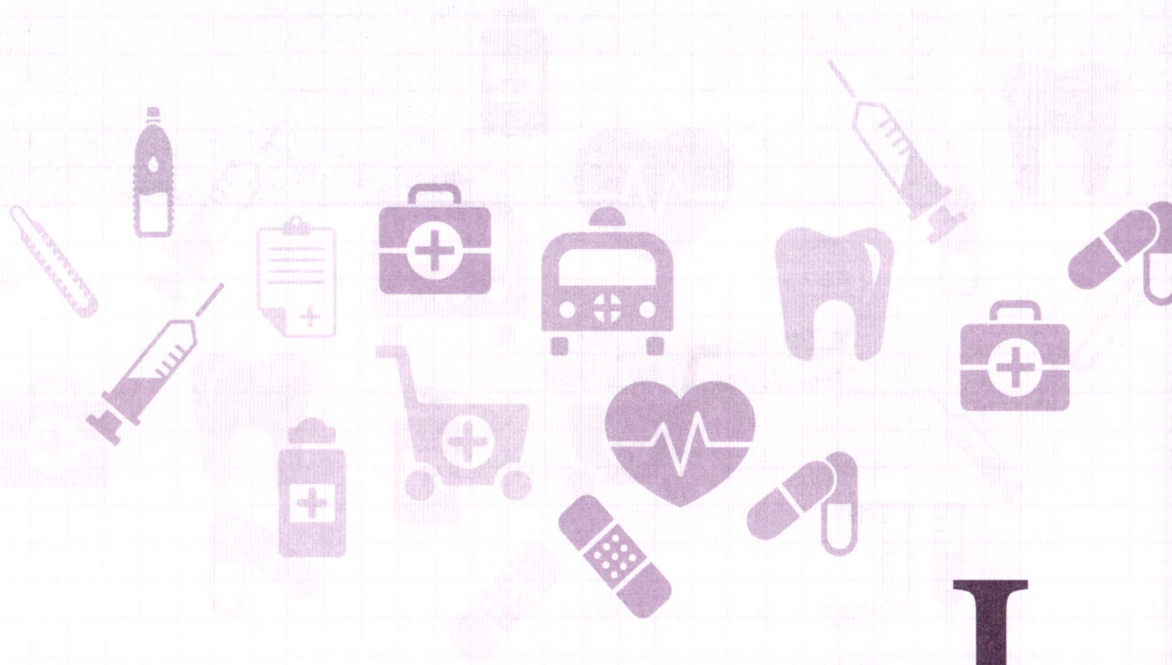

I

Non Medical Service

1. 진료 예약
2. 진료비 수납
3. 건강검진

1 진료 예약

상황1

환자 您好，我是从中国打的电话。

통역

간호사 안녕하세요, 무엇을 도와드릴까요?

통역

환자 我想挂专家门诊。

통역

간호사 무슨 과를 보려고 하십니까?

통역

환자 我想挂内科。

통역

간호사 의료보험이 있으신가요?

통역

환자 我有国际医疗保险证。

통역

환자 能拿到用于医疗保险的收据吗?

통역

간호사 네, 먼저 의료보험 서류를 작성하셔야 합니다.

통역

환자 好的。现在能预约吗?

통역

간호사 네. 여기서 진료를 받아보신 적 있으세요?

통역

환자 没有。

통역

간호사 그러면 예약해 드리겠습니다.

통역

연습문제

보기 내과 예약하고 싶어요 → 我想预约内科。

1. 치과 예약하고 싶어요 → (牙科) ____________________
2. 안과 예약하고 싶어요 → (眼科) ____________________
3. 산부인과 예약하고 싶어요 → (妇产科) ____________________
4. 외과 예약하고 싶어요 → (外科) ____________________
5. 피부과 예약하고 싶어요 → (皮肤科) ____________________

자신의 통역을 확인해보세요.

환 자: 您好, 我是从中国打的电话。
통 역: 안녕하세요, 중국에서 전화를 거는 건데요.

간호사: 안녕하세요, 무엇을 도와드릴까요?
통 역: 您好, 您需要什么帮助?

환 자: 我想挂专家门诊。
통 역: 제가 전문의 선생님 예약을 하고 싶어서요.

간호사: 무슨 과를 보려고 하십니까?
통 역: 您想挂什么科?

환 자: 我想挂内科。
통 역: 내과를 보려고 합니다.

간호사: 의료보험이 있으신가요?
통 역: 您有医疗保险吗?

환 자: 我有国际医疗保险证。
통 역: 국제의료보험증이 있습니다.

환 자: 能拿到用于医疗保险的收据吗?
통 역: 의료보험에 필요한 영수증을 발급받을 수 있을까요?

간호사: 네, 먼저 의료보험 서류를 작성하셔야 합니다.
통 역: 能, 首先要填写医保单子。

환 자: 好的。现在能预约吗?
통 역: 그럼요, 지금 진료예약을 할 수 있을까요?

간호사: 네. 여기서 진료를 받아보신 적 있으세요?
통 역: 能。您在这里看过病吗?

환 자: 没有。
통 역: 아니요.

간호사: 그러면 예약해 드리겠습니다.
통 역: 那么, 我就为您预约。

상황2

간호사 안녕하세요. 글로벌병원입니다.

통역

간호사 무엇을 도와드릴까요?

통역

환자 我想预约挂号。

통역

간호사 알겠습니다. 어디가 불편하신가요?

통역

환자 昨天晚上我吃饭后，肚子疼，感觉恶心。

통역

환자 好像饮食有问题。

통역

환자 我该看什么科?

통역

간호사 식사 뒤 배가 아프다면 가정의학과를 먼저 가셔야 합니다.

통역

간호사 그러면 언제로 예약해드릴까요?

통역

환자 明天上午十点可以预约吗?

통역

간호사 네. 가정의학과 선생님으로 예약 도와드리겠습니다. .

통역

간호사 预约完了。

통역

간호사 내일 아침 10시 맞추어 병원에서 접수하시기 바랍니다.

통역

환자 预约可以取消或更改吗?

통역

간호사 네, 가능합니다.

통역

연습문제

보기 진료하다 ➡ 诊疗

1. 입원하다 ➡

2. 퇴원하다 ➡

3. 수술하다 ➡

4. 검사하다 ➡

5. 상담하다 ➡

자신의 통역을 확인해보세요.

간호사: 안녕하세요. 글로벌병원입니다.
통 역: 您好。这里是全球医院。

간호사: 무엇을 도와드릴까요?
통 역: 请问您需要什么帮助?

환 자: 我想预约挂号。
통 역: 진료 예약을 하고 싶은데요.

간호사: 알겠습니다. 어디가 불편하신가요?
통 역: 好的。您哪里不舒服?

환 자: 昨天晚上我吃饭后, 肚子疼, 感觉恶心。
통 역: 어제 밤 식사를 한 뒤 배가 아프고 속이 울렁거립니다.

환 자: 好像饮食有问题。
통 역: 음식에 문제가 있던 거 같아요.

환 자: 我该看什么科?
통 역: 무슨 과에서 진료 받아야 할까요?

간호사: 식사 뒤 배가 아프다면 가정의학과를 먼저 가셔야 합니다.
통 역: 吃饭后肚子疼的话, 首先应该到家庭医学科看一下。

간호사: 그러면 언제로 예약해드릴까요?
통 역: 那么, 您想什么时候预约?

환 자: 明天上午十点可以预约吗?
통 역: 내일 오전 10시로 예약할 수 있을까요?

간호사: 네. 가정의학과 선생님으로 예약 도와드리겠습니다.
통 역: 可以。我帮您预约家庭医学科的医生。

간호사: 预约完了。
통 역: 예약되었습니다.

간호사: 내일 아침 10시 맞추어 병원에서 접수하시기 바랍니다.
통 역: 请您明天十点准时到医院挂号。

환 자: 预约可以取消或更改吗?
통 역: 예약의 취소나 변경이 가능한가요?

간호사: 네, 가능합니다.
통 역: 可以。

상황3

간호사 안녕하십니까? 글로벌병원 국제진료센터에 오신 것을 환영합니다.

통역

간호사 저는 중국환자를 담당하는 간호사입니다.

통역

간호사 한국에서 진료받으시는 것은 처음이신가요?

통역

환자 是,第一次。

통역

간호사 우선 진료신청서를 작성해주시기 바랍니다.

통역

환자 我在韩国没有可以联系的地方。

통역

환자 可以写中国的地址和联系方式吗?

통역

간호사 한국에서 연락할 곳이 없으면 중국 주소와 전화번호를 써주세요.

통역

환자 好的。

통역

환자 每次来医院都要填写吗?

통역

간호사 아닙니다. 진료카드를 발급해드립니다.

통역

연습문제

보기 이 카드를 작성해주세요. ➡ 请您填写这张卡。

1. 이 양식을 작성해주세요 ➡ (表格) ______
2. 이 문진표를 작성해주세요 ➡ (门诊表) ______
3. 진료신청서를 작성해주세요 ➡ (就诊登记表) ______
4. 입원동의서에 서명해주세요 ➡ (住院协议书) ______
5. 수술동의서에 서명해주세요 ➡ (手术同意书) ______

자신의 통역을 확인해보세요.

간호사: 안녕하십니까? 글로벌병원 국제진료센터에 오신 것을 환영합니다.
통 역: 您好, 欢迎您来全球医院国际诊疗中心。

간호사: 저는 중국환자를 담당하는 간호사입니다.
통 역: 我是负责中国患者的护士。

간호사: 한국에서 진료받으시는 것은 처음이신가요?
통 역: 您是第一次来韩国就诊吗?

환 자: 是, 第一次。
통 역: 네 처음입니다.

간호사: 우선 진료신청서를 작성해주시기 바랍니다.
통 역: 首先, 请您填就诊登记表。

환 자: 我在韩国没有可以联系的地方。
통 역: 저는 한국에 연락할 만한 곳이 없어요.

환 자: 可以写中国的地址和联系方式吗?
통 역: 중국 주소와 연락처를 기입해도 될까요?

간호사: 한국에서 연락할 곳이 없으면 중국 주소와 전화번호를 써주세요.
통 역: 如果在韩国没有可以联系的地方, 请填写中国的地址和和电话号码。

환 자: 好的。
통 역: 알겠습니다.

환 자: 每次来医院都要填写吗?
통 역: 병원에 올 때 마다 작성해야 하나요?

간호사: 아닙니다. 진료카드를 발급해드립니다.
통 역: 不。我们会发给您就诊卡。

상황4

환자 如何办住院手续?

통역

간호사 담당 의사로부터 입원 결정을 받은 후에 할 수 있습니다.

통역

환자 住院时, 需要准备些什么?

통역

간호사 간단한 세수 도구와 속옷 정도만 준비하시면 됩니다.

통역

간호사 의사선생님의 회진 시간은 오전 8시-10시입니다.

통역

간호사 오전 11시쯤 침대시트를 바꿔드릴 겁니다.

통역

환자 我有其他医院拍摄的X光片, 还需要重新拍摄吗?

통역

간호사 의사선생님의 판단에 따라 재촬영 해야 할 수 있습니다.

통역

환자 知道了。

통역

연습문제

1. 초진 ➡ ______________________

2. 재진 ➡ ______________________

3. 예약 ➡ ______________________

4. 외래 ➡ ______________________

5. 입원 ➡ ______________________

6. 접수 ➡ ______________________

자신의 통역을 확인해보세요.

환 자: 如何办住院手续?
통 역: 입원 수속은 어떻게 해야 하나요?

간호사: 담당 의사로부터 입원 결정을 받은 후에 할 수 있습니다.
통 역: 主治医生决定患者住院的话, 可以住院。

환 자: 住院时, 需要准备些什么?
통 역: 입원 시 무엇을 준비해야 하나요?

간호사: 간단한 세수 도구와 속옷 정도만 준비하시면 됩니다.
통 역: 准备些洗漱用品和内衣就可以。

간호사: 의사선생님의 회진 시간은 오전 8시-10시입니다.
통 역: 医生查房时间是上午八点到十点。

간호사: 오전 11시쯤 침대시트를 바꿔드릴 겁니다.
통 역: 上午十一点左右给您换床单。

환 자: 我有其他医院拍摄的X光片, 还需要重新拍摄吗?
통 역: 타 병원에서 촬영한 X-ray가있는데 재촬영해야 하나요?

간호사: 의사의 판단에 따라 재촬영을 해야할 수 있습니다.
통 역: 根据医生的判断, 必要时重新拍摄。

환 자: 知道了。
통 역: 알겠습니다.

진료 예약 상황에서 의료진이 자주 사용하는 표현

안녕하세요, 글로벌병원입니다.	您好, 这里是全球医院。
무엇을 도와드릴까요?	您需要什么帮助?
건강검진을 하고 싶으시다구요?	您想做体检吗?
저희 병원에 건강검진센터가 있습니다.	我们医院有体检中心。
하루면 모든 검사를 마칠 수 있습니다.	用一天的时间就可以做完检查。
입원하실 필요 없으세요.	不用住院。
무슨 과를 보려고 하십니까?	您想挂什么科?
의료보험이 있으신가요?	您有医疗保险吗?
여기서 진료를 받아보신 적 있으세요?	您在这里看过病吗?
진료신청서를 작성해주세요.	请您填写就诊登记表。
문진표를 작성해주세요.	请您填写门诊卡。
입원동의서에 서명해주세요.	请您在住院协议书上签字。
수술동의서에 서명해주세요.	请您在手术同意书上签字。
예약 해 드리겠습니다.	我就为您预约。
접수 예약을 도와드리겠습니다.	我帮您预约挂号。
아침에 공복으로 병원에 와서 검사받으세요.	早上空腹来医院检查。
검진은 심전도, 혈액검사, 소변검사를 포함합니다.	体检包括心电图、血检、尿检。
검진 비용은 인민폐로 3천위안 정도입니다.	费用大概需要三千元人民币。
가장 빠른 예약은 오전 9시에 가능합니다.	最早的预约时间是上午9点。
연세가 어떻게 되세요?	您多大年纪了?
국적이 어떻게 되세요?	请问您是哪国人?

직장이 어디신가요?	您在哪里工作?
장애인이신가요?	您患有残疾吗?
장애 급수가 어떻게 되시나요?	能告诉我您的伤残等级吗?
집 주소가 어떻게 되시나요?	您的地址在哪儿?
직장 주소가 어떻게 되시나요?	您的工作地址在哪儿?
생년월일이 어떻게 되시나요?	您的出生日期是什么时候?
출생지가 어디신가요?	您的出生地在哪儿?
직장 내 위생상태가 어떤가요?	职场的卫生情况怎么样?
집안 위생상태가 어떤가요?	家里的卫生情况怎么样?
자녀가 있으신가요? 몇 명인가요?	您有孩子吗?有几个?
자녀는 건강한가요?	孩子健康吗?
가족 중에 심각한 질병을 앓은 사람이 있으세요?	家里有患过严重疾病的人吗?
어디가 불편하신가요?	您哪里不舒服?
과거에 어떤 질병을 앓으셨나요?	您以前得过什么病?
먼저 의료보험 서류를 작성하셔야 합니다.	首先要填写有关医保的单子。
의료보험이 있으신가요?	您有医疗保险吗?
진료카드를 발급해드립니다.	我们会发给您就诊卡。
세수 도구와 속옷 정도만 준비하시면 됩니다.	准备些洗漱用品和内衣就可以。

진료 예약 상황에서 환자가 자주 사용하는 질문

건강검진 예약이 가능한가요?	请问可以预约体检吗?
건강검진 하고 싶습니다.	我想做体检。
진료를 받을 수 있을까요?	我可以接受诊疗吗?
언제 진료가 가능한가요?	什么时候能进行诊疗?
친구로 부터 김 선생님을 소개받았습니다.	我朋友给我介绍了金医生。
다음 주 월요일로 진료 예약할 수 있을까요?	预约能定在下星期一吗?

이번 주 금요일에 한국에 갈 예정입니다.	这星期五打算去韩国。
홈페이지를 통해 문의드렸습니다.	是通过医院网页咨询的。
가족이 동반해야 합니까?	需要家人陪同吗?
중국 병원에서 진료를 받았습니다.	在中国医院接受过治疗。
MRI를 가져갈까요?	需要带上MRI资料吗?
의사소견서를 가져갈까요?	需要带上医生意见书吗?
진료기록 사본을 가져갈까요?	需要带上病例复印件吗?
영상자료를 가져갈까요?	需要带上影像资料吗?
평소에 먹는 약을 가져갈까요?	需要带上平时服用的药吗?
중국의사선생님이 처방한 처방전을 가져갈까요?	需要带上中国医生开的处方吗?
건강 검진하는데 대략 얼마나 드나요?	做体检大概需要多少钱?
복부 초음파하는데 얼마인가요?	做个腹部B超需要多少钱?
건강검진에 어떤 검사들이 들어있나요?	做体检包括哪些项目?
오래 걸리나요?	需要很长时间吗?
홍역을 앓은 적이 있습니다.	我得过麻疹。
전문의 선생님 예약을 하고 싶어서요.	我想挂专家门诊。
지금 진료예약을 할 수 있을까요?	现在能预约吗?
내과를 보려고 합니다.	我想挂内科。
의료보험에 필요한 영수증을 발급받을 수 있을까요?	能拿到用于医疗保险的收据吗?
카드로 결제할 수 있나요?	能刷卡付费吗?
입원할 때 무엇을 준비해야 하나요?	住院时, 需要准备些什么?
다른 병원에서 촬영한 X-ray가 있습니다.	我有其他医院拍摄的X光片。
다시 촬영해야 하나요?	还需要重新拍摄吗?

진료 예약 상황에서 유의한 용어

초진	初诊	chū zhěn
재진	复诊	fù zhěn
외래	门诊	mén zhěn
문의하다	咨询	zī xún
입원하다	住院	zhù yuàn
퇴원하다	出院	chū yuàn
예약하다	预约	yù yuē
병동	病房	bìng fáng
양식	表格	biǎo gé
접수하다	挂号	guà hào
의사소견서	医生意见书	yī shēng yì jiàn shū
검사소견서	检查意见书	jiǎn chá yì jiàn shū
영상자료	影像资料	yǐng xiàng zī liào
진료기록사본	病历复印件	bìng lì fù yìn jiàn
영문진단서	英文诊断书	yīng wén zhěn duàn shū
병력, 진료기록	病历	bìng lì
진료카드	诊疗卡	zhěn liáo kǎ
생년월일	出生日期	chū shēng rì qī
장애급수	伤残等级	shāng cán děng jí
진료실	诊疗室	zhěn liáo shì
가족 상황	家族成员	jiā zú chéng yuán
주소	地址	dì zhǐ
의료보험이 있다	有医疗保险	yǒu yī liáo bǎo xiǎn
여권만료기간	护照截止日期	hù zhào jié zhǐ rì qī
보험증	保险证	bǎo xiǎn zhèng
신체활동이 불가능한 장애인	无法活动的残疾人	wú fǎ huó dòng de cán jí rén

장애	残疾	cán jí
실내환경	室内生活条件	shì nèi shēng huó tiáo jiàn
장기간 장애	长期患有残疾	cháng qī huàn yǒu cán jí
진료 기간	诊疗期间	zhěn liáo qī jiān
환자의 직업	患者的职业	huàn zhě de zhí yè
환자의 여권정보	患者的护照信息	huàn zhě de hù zhào xìn xī
연금	养老金	yǎng lǎo jīn
연금수령자	养老金领取对象	yǎng lǎo jīn lǐng qǔ duì xiàng
출생지	出生地	chū shēng dì
직업	职业	zhí yè
위생조건	卫生条件	wèi shēng tiáo jiàn
수납창구	收银处	shōu yín chù
전화번호	电话号码	diàn huà hào mǎ
치료	治疗	zhì liáo
근무지 주소	工作地址	gōng zuò dì zhǐ
건강검진	体检	tǐ jiǎn
소변검사	尿检	niào jiǎn
혈액검사	血检	xuè jiǎn
안압검사	眼压检查	yǎn yā jiǎn chá
심전도	心电图	xīn diàn tú
엑스레이	X光片/X射线	X guāng piàn/X shè xiàn
폐기능 검사	肺功能检查	fèi gōng néng jiǎn chá
위내시경 검사	胃内窥镜检查	wèi nèi kuī jìng jiǎn chá
대장내시경 검사	大肠内窥镜检查	dà cháng nèi kuī jìng jiǎn chá
초음파검사	超声波检查	chāo shēng bō jiǎn chá
조직검사	组织检查	zǔ zhī jiǎn chá
MRI	核磁共振	hé cí gòng zhèn

Bone scan	骨骼扫描	gǔ gé sǎo miáo
마취제	麻醉剂	má zuì jì
조영제	造影剂	zào yǐng jì

꼭 기억해 두세요!

1. 소화기 내과 消化内科 xiāo huà nèi kē
2. 심장내과 心脏内科 xīn zàng nèi kē
3. 신장내과 肾内科 shèn nèi kē
4. 내분비과 内分泌科 nèi fēn mì kē
5. 호흡기 내과 呼吸内科 hū xī nèi kē
6. 신경과 神经科 shén jīng kē
7. 정신과 精神科 jīng shén kē
8. 외과 外科 wài kē
9. 정형외과 整形外科 zhěng xíng wài kē
10. 재활의학과 康复医学科 kāng fù yī xué kē
11. 신경외과 神经外科 shén jīng wài kē
12. 흉부외과 心胸外科 xīn xiōng wài kē
13. 성형외과 整容外科 zhěng róng wài kē
14. 산부인과 妇产科 fù chǎn kē
15. 소아과 小儿科 xiǎo ér kē
16. 안과 眼科 yǎn kē
17. 이빈후과 耳鼻喉科 ěr bí hóu kē
18. 피부과 皮肤科 pí fū kē
19. 비뇨기과 泌尿科 mì niào kē
20. 치과 牙科 yá kē

2 진료비 수납

상황1

환자 我想办牙科预约挂号。

통역

간호사 안녕하세요?

통역

환자 挂号费是多少?

통역

간호사 해당 전문의의 선택진료비는 4만 원입니다.

통역

환자 知道了,您帮我预约吧。

통역

간호사 내일 9시 내원하세요. 여권과 의료보험증을 가지고 오세요.

통역

연습문제

보기 치과 진료예약을 하시나요? → 请问要办牙科预约挂号吗?

1. 부인과 진료예약을 하시나요? → ______________________
2. 내과 진료예약을 하시나요? → ______________________
3. 안과 진료예약을 하시나요? → ______________________
4. 피부과 진료예약을 하시나요? → ______________________
5. 소화기내과 진료예약을 하시나요? → ______________________

자신의 통역을 확인해보세요.

환 자: 我想办牙科预约挂号。
통 역: 치과 진료예약을 하고 싶습니다.

간호사: 안녕하세요.
통 역: 您好!

환 자: 挂号费是多少?

통 역: 접수비는 얼마인가요?

간호사: 해당 전문의의 선택진료비는 4만 원입니다.
통 역: 专家挂号费是4万韩元。

환 자: 知道了，您帮我预约吧。
통 역: 알겠어요, 예약해주세요.

간호사: 그럼 내일 9시 내원하세요. 오실 때 여권과 의료보험증을 가지고 오세요.
통 역: 明天上午9点来就诊，来院时请您带上护照和医保卡。

상황2

환자 请问负责医保咨询的是哪一位?

통역

상담자 안녕하세요. 제가 의료보험 관련 상담을 자세히 해 드리겠습니다.

통역

환자 谢谢。我想接受咨询。

통역

상담자 중국 돌아가서 계속 치료를 받고 싶으신가요?

통역

환자 是的。

통역

상담자 그러시면 저희 병원에서 시행한 검사결과를 가져가는 게 좋으세요.

통역

상담자 보험 관련해서는 저희 본원의 양식에 따라 제공해 드리겠습니다.

통역

상담자 의사소견서와 진료기록사본, 영문진단서 등을 포함해서요.

통역

상담자 중국에 가신 뒤, 필요한 자료가 더 있으면 저희에게 연락주시기 바랍니다.

통역

환자 回去之后，我会打听一下。

통역

연습문제

보기 조직검사 결과를 가지고 오세요 → 请您带上组织检查结果。

1. 의사소견서를 가지고 오세요 → (医生意见书) ____________
2. 검사소견서를 가지고 오세요 → (检查意见书) ____________
3. 영상자료를 가지고 오세요 → (影像资料) ____________
4. 진료기록사본을 가지고 오세요 → (病历复印件) ____________
5. 영문진단서를 가지고 오세요 → (英文诊断书) ____________

자신의 통역을 확인해보세요.

환 자: 请问负责医保咨询的是哪一位?
통 역: 의료보험과 관련해서 누구와 상담할 수 있나요?

상담자: 안녕하세요. 제가 의료보험 관련 상담을 자세히 해 드리겠습니다.
통 역: 您好。我为您进行详细的医保咨询。

환 자: 谢谢。我想接受咨询。
통 역: 고맙습니다. 상담을 받아 보고 싶어요.

상담자: 중국 돌아가서 계속 치료를 받고 싶으신가요?
통 역: 您想回中国后继续接受治疗吗?

환 자: 是的。
통 역: 네

상담자: 그러시면 저희 병원에서 시행한 검사결과를 가져가는 게 좋으세요.
통 역: 那么,把本院的检查结果带回去比较好。

상담자: 보험 관련해서는 저희 본원의 양식에 따라 제공해 드리겠습니다.
통 역: 有关保险资料,我们会按照本院的样式提供给您。

상담자: 의사소견서와 진료기록사본, 영문진단서 등을 포함해서요.
통 역: 包括医生意见书,病历复印件,英文诊断书等。

상담자: 중국에 가신 뒤, 필요한 자료가 더 있으면 저희에게 연락주시기 바랍니다.
통 역: 回中国后,如果还需要其他资料,请您跟我们联系。

환 자: 돌아가서 한번 알아보지요.
통 역: 回去之后,我会打听一下。

상황3

환자 早上好。

통역

간호사 안녕하세요?

통역

환자 能给我开一下用于医疗保险的收据吗?

통역

간호사 네, 먼저 이 설문지를 작성해주시기 바랍니다.

통역

간호사 의료보험이 있으세요?

통역

환자 我有医疗保险,不过不知道该选择哪家医院。

통역

간호사 어느 병원에서 치료를 받고 싶으신가요?

통역

환자 麻烦您能给我推荐几家吗?

통역

간호사 알겠습니다.

통역

환자 我有中国社会保险。

통역

간호사 사회보험이 있으시다구요.

통역

간호사 먼저 비용을 지불하고 난 뒤 보험회사에 청구할 수 있습니다.

통역

간호사 영수증과 진료기록을 제출하시면 보험금을 받을 수 있습니다.

통역

연습문제

보기 지불보증서를 요청하다 ➡ 要求支付保证书

1. 100% 지불보증이 되다 ➡ (支付保证) ________
2. 보험회사에 청구하다 ➡ (理赔) ________
3. 진료비의 20%만 부담한다 ➡ (诊疗费) ________
4. 진료기록사본을 보험회사에 청구하다 ➡ (病历复印件) ________
5. 수납창구에서 진료비 영수증을 요청하다 ➡ (收费处) ________

자신의 통역을 확인해보세요.

환 자: 早上好。
통 역: 좋은 아침입니다.

간호사: 안녕하세요?
통 역: 您好。

환 자: 能给我开一下用于医疗保险的收据吗?
통 역: 의료보험에 필요한 영수증을 받을 수 있을까요?

간호사: 네, 먼저 이 설문지를 작성해주시기 바랍니다.
통 역: 可以。首先请您填写这张问卷调查。

간호사: 의료보험이 있으세요?
통 역: 您有医疗保险吗?

환 자: 我有医疗保险，不过不知道该选择哪家医院。
통 역: 의료보험은 있습니다만, 어느 병원을 선택해야 할지 모르겠습니다.

간호사: 어느 병원에서 치료를 받고 싶으신가요?
통 역: 您想在哪家医院接收治疗?

환 자: 麻烦您能给我推荐几家吗?
통 역: 저에게 병원을 몇개 추천해주시겠습니까?

간호사: 알겠습니다.
통 역: 好的。

환 자: 我有中国社会保险。
통 역: 제가 중국 사회보험을 가지고 있는데요.

간호사: 사회보험이 있으시다구요.
통 역: 您有社会保险啊!

간호사: 먼저 비용을 지불하고 난 뒤 보험회사에 청구할 수 있습니다.
통 역: 要先自己支付费用，之后可以向保险公司要求理赔。

간호사: 영수증과 진료기록을 제출하시면 보험금을 받을 수 있습니다.
통 역: 提出收据、诊疗记录等资料后，通过审查能拿到保险金。

진료비 수납 상황에서 의료진이 자주 사용하는 표현

의료보험이 있으세요?	有医疗保险吗?
의료보험에 필요한 서류를 작성해 주세요.	在加入医保之前，请填写这张单子。
의료보험에 가입하고 싶으세요?	您想加入医疗保险吗?
환자분께 의료보험에 관해 상담을 해드릴 겁니다.	我们会给您安排一个专家进行详细的咨询。
어느 병원에서 치료를 받고 싶은가요?	您想在哪家医院接收治疗?
이곳의 진료수속비는 매우 비쌉니다.	这里的挂号费非常贵。
적당한 병원을 몇 군데 추천해 드릴 수 있습니다.	可以给您推荐几家合适的医院。
저희 회사 보험에 이미 가입했나요?	您加入了我们公司的保险吗?
이 설문지를 작성해주세요.	请填写这张问卷调查。
어느 진료과 의사선생님을 보고 싶으세요?	您需要看哪个部门的医生?
의료보험의 종류를 선택해주셔야 합니다.	请选择医疗保险的种类。
모든 의료서비스가 포괄적으로 포함된 의료보험을 원하십니까?	您需要包括所有医疗服务的医疗保险吗?
신용카드로 지불하시겠습니까?	您是刷卡吗?
현금으로 지불하시겠습니까?	您是用现金结算吗?
내일 내원해서 진료받으실 때, 여권과 의료보험증을 가지고 오세요.	明天来就诊时，请您带上护照和医保卡。

진료비 수납 상황에서 환자가 자주 사용하는 표현

얼마를 지불해야 하나요?	需要支付多少费用?
보험이 있습니다.	我有保险。
의료보험에 필요한 영수증을 주시겠습니까?	能给我看个用于医疗保险的收据吗?
의료보험에 가입하고 이 병원에서 치료를 받고 싶습니다.	我想在加入医疗保险后到这家医院就诊。
이 병원 전문의에게 진료받으려면 얼마인가요?	这家医院的专家挂号是多少钱?
보험에 가입하면, 이 병원에서 일 년간 무상치료가 가능한가요?	加入保险的话，能在这家医院免费接收一年的治疗吗?
의료보험이 있지만 어느 병원을 선택해야 할지 모르겠어요.	我有医疗保险，不过不知道该选择哪家医院?
의료보험에 관해서 상담할 수 있을까요?	能咨询一下有关医疗保险的问题吗?
의료보험에 대해 누구와 얘기할 수 있나요?	请问负责医保咨询的是哪一位?
어떤 의료보험을 드는 게 더 나을까요?	我该加入哪个医疗保险?
이 병원에서 일 년 전에 치료를 받은 적이 있습니다.	我一年前曾在这家医院接受过治疗了。
이곳에서 치료를 계속 지속하고 싶습니다.	我想在这里继续接收治疗。
의료보험에 다시 가입하고 싶습니다.	我想重新加入医疗保险。
치과 진료예약을 하고 싶습니다.	我想办牙科预约挂号。
진료수속비가 얼마나 될까요?	挂号费是多少?
이 병원에서 수속하려면 어떤 서류가 필요한가요?	在这家医院办理手续的话，需要什么文件?

진료비 수납 상황에서 알아두면 유익한 용어

진료비	诊疗费	zhěn liáo fèi
입원비	住院费	zhù yuàn fèi
신용카드	信用卡	xìn yòng kǎ
현금	现金	xiàn jīn
퇴원창구	出院窗口	chū yuàn chuāng kǒu
퇴원수속	出院手续	chū yuàn shǒu xù
수납처	收费处	shōu fèi chù
보증금	押金	yā jīn
수령하다	领取	lǐng qǔ
회복하다	康复	kāng fù
수속을 밟다	办理	bàn lǐ
보험금	保险金	bǎo xiǎn jīn
의료보험	医疗保险	yī liáo bǎo xiǎn
사회보험	社会保险	shè huì bǎo xiǎn
생명보험	人寿保险	rén shòu bǎo xiǎn
여행자보험	旅行者保险	lǚ xíng zhě bǎo xiǎn
영수증	收据	shōu jù
영수증을 발급하다	发票	fā piào
통역 코디네이터	翻译协调员	fān yì xié tiáo yuán
약 복용방법	服药方法	fú yào fāng fǎ
의무기록	医务记录	yī wù jì lù
지불보증서	支付保证书	zhī fù bǎo zhèng shū
청구하다	理赔	lǐ péi

3 건강검진

상황1

간호사 안녕하세요. 건강검진센터에 오신 것을 환영합니다.

통역

간호사 검사를 시작하기 전에 탈의실에서 옷을 갈아 입고 나오세요.

통역

간호사 목걸이나 반지를 빼 주시구요.

통역

환자 好的。

통역

간호사 먼저 혈액검사를 하겠습니다. 이쪽으로 앉으세요.

통역

간호사 소매를 걷으세요.

통역

환자 好的。

통역

간호사 다음은 소변검사를 하겠습니다.

통역

간호사 화장실에 가셔서 소변을 1/3컵 정도 중간뇨로 받아 주세요.

통역

환자 好的。

통역

간호사 다음 검사는 안압검사입니다.

통역

간호사 안압검사는 눈에 압축된 공기를 쏘게 됩니다.

통역

간호사 바람을 쏠 때 불편할 수 있으세요.

통역

환자 知道了。

통역

간호사 안압검사가 끝났습니다.

통역

간호사 다음은 심전도 검사입니다.

통역

간호사 여기 침대에 누워주세요.

통역 ______________________

연습문제

보기 위내시경 검사 → 胃内窥镜检查

1. 소변검사 → ______________________

2. 심전도검사 → ______________________

3. 안압검사 → ______________________

4. 엑스레이 검사 → ______________________

5. 혈액검사 → ______________________

자신의 통역을 확인해보세요.

간호사: 안녕하세요. 건강검진센터에 오신 것을 환영합니다.
통 역: 欢迎您来健康检查中心接受体检。

간호사: 검사를 시작하기 전에 탈의실에서 옷을 갈아 입고 나오세요.
통 역: 检查之前，请您到更衣室换衣服。

간호사: 목걸이나 반지를 빼 주시구요.
통 역: 请您摘下戒指或项链。

환 자: 알겠어요.
통 역: 好的。

간호사: 먼저 혈액검사를 하겠습니다. 이쪽으로 앉으세요.
통 역: 首先进行血检，请到这边坐。

간호사: 소매를 걷으세요.
통 역: 请把袖子卷起来。

환 자: 네
통 역: 好的。

간호사: 다음은 소변검사입니다.
통 역: 接下来是尿检。

간호사: 화장실에 가셔서 소변을 1/3컵 정도 중간뇨로 받아 주세요.
통 역: 请到洗手间接1/3的中间尿。

환 자: 네 알겠습니다.
통 역: 好的。

간호사: 다음검사는 안압검사입니다.
통 역: 下一个检查是眼压检查。

간호사: 안압검사는 눈에 압축된 공기를 쏘게 됩니다.
통 역: 眼压检查时，会有气体喷射到眼睛。

간호사: 바람을 쏠 때 불편할 수 있으세요.
통 역: 喷气时可能有点不舒服。

환 자: 知道了。
통 역: 알겠어요.

간호사: 안압검사가 끝났습니다.
통 역: 眼压检查结束了。

간호사: 다음은 심전도 검사입니다.
통 역: 接下来是心电图检查。

간호사: 여기 침대에 누워주세요.
통 역: 请在这台子上平躺。

상황2

간호사 다음 검사는 위 내시경 검사입니다.

통역

환자 知道了。

통역

간호사 어제 자정 이후 금식하셨죠?

통역

환자 对，什么都没有吃。

통역

간호사 환자분, 침대 위에 올라가서 오른쪽으로 누워 주세요.

통역

간호사 양쪽 다리는 무릎을 구부려 가슴 쪽으로 당겨주세요.

통역

환자 好的。

통역

간호사 위 내시경은 수면마취로 진행되니 편하게 주무시면 됩니다.

통역

환자 有点儿怕。

통역

간호사 마취하면 검사 과정이 기억 나지 않을 겁니다.

통역

환자 知道了。

통역

간호사 위내시경 검사를 할 때 마우스피스를 물고 있어야 합니다.

통역

간호사 마우스피스를 물고 있는 동안 침을 삼킬 수 없습니다.

통역

환자 知道了。

통역

간호사 그럼 마우스피스를 물어주세요.

통역

간호사 마취를 시작하겠습니다.

통역

연습문제

보기 필러를 주사하다 ➡ 注射填充物

1. 마취제를 주사하다 ➡ (麻醉剂) ______________________

2. 조영제를 주입하다 ➡ (造影剂) ______________________

3. 보톡스를 주사하다 ➡ (肉毒素) ______________________

4. 지방을 주입하다 ➡ (脂肪) ______________________

5. 보형물을 삽입하다 ➡ (假体) ______________________

자신의 통역을 확인해보세요.

간호사: 다음 검사는 위 내시경 검사입니다.
통 역: 下一个检查项目是胃内窥镜检查。

환 자: 知道了。
통 역: 알겠습니다.

간호사: 어제 자정 이후 금식하셨죠?
통 역: 昨天晚上十二点以后禁食了吗?

환 자: 对，什么都没有吃。
통 역: 네, 아무 것도 안 먹었습니다.

간호사: 그럼 침대 위에 올라가서 오른쪽으로 누워 주세요.
통 역: 请您在床上右侧身躺下。

간호사: 양쪽 다리는 무릎을 구부려 가슴 쪽으로 당겨주세요.
통 역: 双膝靠胸拉紧。

환 자: 好的。
통 역: 네.

간호사: 위 내시경은 수면마취로 진행되니 편하게 주무시면 됩니다.
통 역: 胃内窥镜检查在麻醉下进行，您可以睡个好觉。

환 자: 有点儿怕。
통 역: 조금 무섭네요.

간호사: 마취하면 검사 과정이 기억 나지 않을 겁니다.
통 역: 在麻醉状态下，不会记住检查过程。

환 자: 知道了。
통 역: 네.

간호사: 위내시경 검사를 할 때 마우스피스를 물고 있어야 합니다.
통 역: 胃内窥镜检查时要咬住胃镜管体。

간호사:　마우스피스를 물고 있는 동안 침을 삼킬 수 없습니다.

통 역:　咬住胃镜管体是不能咽口水。

환 자:　知道了。

통 역:　알겠어요.

간호사:　그럼 마우스피스를 물어주세요.

통 역:　那么，请您咬一下胃镜管体。

간호사:　마취를 시작하겠습니다.

통 역:　开始麻醉了。

상황3

간호사 이번 검사는 골 스캔입니다.

통역

간호사 뼈를 더 잘 보기 위해 조영제를 주입하게 되는데요.

통역

간호사 조영제가 주입될 때 뜨거운 느낌이 날 수 있으세요.

통역

간호사 이것은 흔한 반응으로 수 초에서 수 분내에 사라집니다.

통역

환자 这样子。

통역

간호사 검사는 다음과 같이 진행됩니다.

통역

간호사 먼저 팔뚝에 정맥주사를 놓습니다.

통역

간호사 조영제를 정맥주사에 넣습니다.

통역

간호사 스캔을 한 번이나 두 번 합니다.

통역

간호사 스캔을 하는 동안 침대에 누워 움직이지 마세요.

통역

환자 知道了。

통역

간호사 약 3시간 후 몸 전체 스캔을 하게 됩니다.

통역

간호사 스캔하는 동안 테이블에 계속 누워 있습니다.

통역

간호사 스캔하는데 약 1시간 걸립니다.

통역

환자 时间挺长啊。

통역

간호사 네. 스캔 시 소량의 방사선 조영제를 사용합니다.

통역

간호사 그러므로 검사 후 물을 충분히 드세요.

통역

간호사 몸에서 조영제를 제거하는데 도움이 됩니다.

통역 ....

연습문제

보기 기관지 ➡ 支气管

1. 간 ➡ ______________________

2. 위 ➡ ______________________

3. 신장, 콩팥 ➡ ______________________

4. 담낭, 쓸개 ➡ ______________________

5. 비장 ➡ ______________________

6. 췌장 ➡ ______________________

7. 방광 ➡ ______________________

자신의 통역을 확인해보세요.

간호사: 이번 검사는 골 스캔입니다.
통 역: 这次检查是骨骼扫描。

간호사: 뼈를 더 잘 보기 위해 조영제를 주입하게 되는데요.
통 역: 为了更清晰地观察您的骨头，注入造影剂。

간호사: 조영제가 주입될 때 뜨거운 느낌이 날 수 있으세요.
통 역: 注入造影剂时，可能有热烫感。

간호사: 이것은 흔한 반응으로 수 초에서 수 분내에 사라집니다.
통 역: 这是常见的反应，几秒或几分钟之后就会消失。

환 자: 这样子。
통 역: 그렇군요.

간호사: 검사는 다음과 같이 진행됩니다.
통 역: 我告诉您检查程序。

간호사: 먼저 팔뚝에 정맥주사를 놓습니다.
통 역: 首先在您手臂里打进静脉注射。

간호사: 조영제를 정맥주사에 넣습니다.
통 역: 将对比剂放入静脉注射内。

간호사: 스캔을 한 번이나 두 번 합니다.
통 역: 可能进行一次或两次的扫描。

간호사: 스캔을 하는 동안 침대에 누워 움직이지 마세요.
통 역: 请您在台子上平躺并保持不动。

환 자: 知道了。
통 역: 알겠습니다.

간호사: 약 3시간 후 몸 전체 스캔을 하게 됩니다.
통 역: 约过三个小时后，要进行全身扫描。

간호사: 스캔하는 동안 테이블에 계속 누워 있습니다.
통 역: 扫描中您一直在台子上躺着。

간호사: 스캔하는데 약 1시간 걸립니다.
통 역: 扫描大约需要一个小时。

환 자: 时间挺长啊。
통 역: 시간이 오래 걸리는군요.

간호사: 네. 스캔 시 소량의 방사선 조영제를 사용합니다.
통 역: 对。扫描时使用少量的放射性造影剂。

간호사: 그러므로 검사 후 물을 충분히 드세요.
통 역: 因此，检查后请您多喝水。

간호사: 몸에서 조영제를 제거하는데 도움이 됩니다.
통 역: 喝水有助于造影剂排除体外。

건강검진 상황에서 의료진이 자주 사용하는 표현

검진센터에 검진받으러 오신 걸 환영합니다.	欢迎您来健康检查中心接受体检。
이리로 앉으시죠.	请这边坐。
먼저 문진카드를 작성해주시지요.	首先，请您填写这张门诊卡。
이쪽으로 오시지요.	请到这边来。
저를 따라 오시죠.	请跟我来。
탈의실 가서 옷을 갈아 입으세요.	请您到更衣室换衣服。
먼저 소변 검사를 받으시죠.	先做尿检。
이어 혈액 검사를 받으시죠.	接下来做血检。
심전도 검사를 받으시죠.	做心电图检查。
폐기능 검사를 받으시죠.	做肺功能检查。
소변은 컵의 1/3의 중간뇨로 받아 주세요.	接尿时要接1/3杯的中间尿。
공기를 눈에 쏩니다.	把气体喷射到眼睛。
오른쪽으로 누워 주세요.	请右侧身躺下。
왼쪽으로 누워 주세요.	请左侧身躺下。

똑바로 누워 주세요.	请平躺一下。
엎드려 누워 주세요.	请趴下。
양쪽 무릎을 굽혀 가슴 쪽으로 당겨 주세요.	双膝靠胸拉紧。
심호흡 하세요.	请深呼吸。
마우스피스를 물고 계세요.	咬住胃镜管体。
침을 삼키세요.	请咽口水。
침을 삼키지 말고 흘려보내세요.	让口水流出去。
곧 수면 마취를 해 드릴 겁니다.	马上要打麻醉剂了。
몽롱한 느낌이 들 것입니다.	可能会感觉迷迷糊糊。
환자분은 어떤 증상도 느끼지 못할거에요.	患者感觉不到任何症状。
되도록 움직이지 마세요.	尽量不要动。
팔뚝에 정맥주사를 놓습니다.	在您手臂打进静脉注射。
테이블위에 드러누워 움직이지 마세요.	在台子上平躺并保持不动。
조영제를 정맥주사 안에 넣습니다.	将造影剂放入静脉注射内。
검사 후 물을 많이 드세요.	检查后请您多喝水。
간 CT 검사를 합니다.	做肺CT。
PET-CT 검사를 합니다.	做PET-CT检查。
뇌 MRA를 찍겠습니다.	做脑MRA。
경추 MRA를 찍겠습니다.	做颈部MRA。
더욱 자세히 폐 조직을 볼 수 있습니다.	更清楚地看到肺组织。
주입 시 뜨거운 느낌이 있을 수 있습니다.	注入时可能会有热烫感。
주입 시 화학약품 냄새를 맡을 수 있습니다.	注入时可能会闻到化学药剂的味道。
이것은 아주 흔한 반응입니다.	这是常见的反应。
몇 분내에 사라집니다.	几分钟之后就会消失。
가벼운 구토, 두드러기, 피부발진 증세가 나타납니다.	会有轻度呕吐、风疹、皮肤瘙痒等症状。
기침, 반점, 호흡곤란 증세가 나타납니다.	会有咳嗽、斑点、呼吸困难等症状。
항히스타민제 처방이 필요할 수 있습니다.	有时会需要抗组胺剂的药方。

엑스레이는 두 장을 찍습니다.	要拍两张X光片。
심호흡하시고 숨을 참으세요.	作深呼吸及屏住呼吸。
엑스레이판을 바라보고 섭니다.	面对X光板站着。
양팔을 앞면으로 붙여주세요.	将您的双臂移到前面。
엑스레이판에 몸 왼쪽을 대고 섭니다.	以左侧身对住X光板站着。
양쪽 팔을 머리 위로 듭니다.	将双臂抬起高过头。
모든 검사가 끝났습니다.	所有的检查都结束了。
미리 예약을 해야 합니다.	要提前预约。
초음파상 결절이 발견되었습니다.	超声波检查发现有结节。
크기가 1cm입니다.	大小为1厘米。
어느 한 부위가 커져 혹이 되었습니다.	某部位增大成瘤了。
양성종양인지 악성종양인지 판단합니다.	判断是良性肿瘤还是恶性肿瘤。
숨을 크게 들이 쉬세요.	请大口吸气。
숨을 참으세요.	请屏住呼吸。
숨을 내 쉬세요.	请呼气。
허리를 세우고 정면을 바라보고 서주세요.	请挺胸，往前方看一下。
위·아래로 움직여 주십시오.	请上下动一下。
바늘이 들어갈 때 따끔할 수 있습니다.	刚开始会有些刺痛感。

건강검진 상황에서 환자의 증상 호소 표현

건강검진 받으러 왔습니다.	我来接受体检。
어제 자정 이후 금식했어요.	昨天晚上十二点以后禁食了。
검사하는 시간이 얼마나 걸리죠?	检查需要多长时间?
검사 결과가 언제 나오나요?	检查结果什么时候出来?
탈의실은 어디죠?	更衣室在那儿?
액세서리도 풀어야 하나요?	首饰也都要脱下吗?
소변은 얼마만큼 받지요?	接尿时要接多少?
공기를 눈에 쏠 때 아프지 않나요?	把气体喷射到眼睛时疼不疼?
마우스피스를 얼마나 물고 있어야 하나요?	要多长时间咬住胃镜管体?
숨을 못 참겠어요.	我憋不住了。
주사 안 아프게 놔주세요.	给我打针打的轻一点吧。
천천히 해주세요.	请你慢点儿。
살살 해주세요.	请你轻点儿。
조영제가 몸 밖으로 배출되나요?	造影剂能排出体外吗?
몽롱한 느낌이에요.	感觉迷迷糊糊。
모든 검사가 끝났나요?	所有的检查都结束了吗?
내시경할 때 불편했어요.	内窥镜检查时有些不舒服了。
검사할 때 마취하시나요?	检查时需要麻醉吗?
수술 후 합병증은 없나요?	术后会不会有并发症?
검사 후 부작용은 없나요?	检查会不会有副作用?
건강검진비가 얼마입니까?	体检费用一共多少钱?

건강검진 상황에서 알아두면 유익한 용어

탈의실	更衣室	gēng yī shì
라커	寄存箱, 保管箱	jì cún xiāng, bǎo guǎn xiāng
속옷	内衣	nèi yī
액세서리	首饰	shǒu shì
소변검사	尿检	niào jiǎn
금식	禁食	jìn shí
안압검사	眼压检查	yǎn yā jiǎn chá
안구	眼球	yǎn qiú
내시경 검사	内窥镜检查	nèi kuī jìng jiǎn chá
침을 삼키다	咽口水	yàn kǒu shuǐ
마취제	麻醉剂	má zuì jì
채혈하다, 채혈	采血	cǎi xiě
정맥주사	静脉注射	jìng mài zhù shè
바르다	涂上	tú shàng
마취연고	麻醉膏	má zuì gāo
따끔거림	刺痛感	cì tòng gǎn
국소마취	局部麻醉	jú bù má zuì
전신마취	全身麻醉	quán shēn má zuì
합병증	并发症	bìng fā zhèng
수술동의서	手术同意书	shǒu shù tóng yì shū
소변검사	尿检	niào jiǎn
혈액검사	血检	xuè jiǎn
심전도	心电图	xīn diàn tú
엑스레이	X光片	X guāng piàn
폐기능 검사	肺功能检查	fèi gōng néng jiǎn chá
위내시경 검사	胃内窥镜检查	wèi nèi kuī jìng jiǎn chá

대장내시경 검사	大肠内窥镜检查	dà cháng nèi kuī jìng jiǎn chá
초음파검사	超声波检查	chāo shēng bō jiǎn chá
조직검사	组织检查	zǔ zhī jiǎn chá
MRI	核磁共振	hé cí gòng zhèn
골 스캔 Bone scan	骨骼扫描	gǔ gé sǎo miáo
마취제	麻醉剂	má zuì jì
조영제	造影剂	zào yǐng jì
스캔하다	扫描	sǎo miáo
주사하다	注射	zhù shè
숨을 참다	屏住呼吸	bǐng zhù hū xī
심호흡하다	深呼吸	shēn hū xī

꼭 기억해 두세요!

1. 인하선 腮腺 sāixiàn
2. 인후, 목구멍 咽喉 yānhóu
3. 기관지 支气管 zhīqìguǎn
4. 허파, 폐 肺 fèi
5. 위 胃 wèi
6. 간 肝 gān
7. 콩팥, 신장 肾 shèn
8. 심장 心脏 xīnzàng
9. 쓸개, 담낭 胆囊 dǎnnáng
10. 비장 脾脏 pízàng
11. 췌장 胰腺 yíxiàn
12. 대장 大肠 dàcháng
13. 소장 小肠 xiǎocháng
14. 직장 直肠 zhícháng
15. 방광 膀胱 pángguāng
16. 요도 输尿管 shūniàoguǎn
17. 자궁 子宫 zǐgōng
18. 고환 睾丸 gāowán
19. 정맥 静脉 jìngmài
20. 동맥 动脉 dòngmài

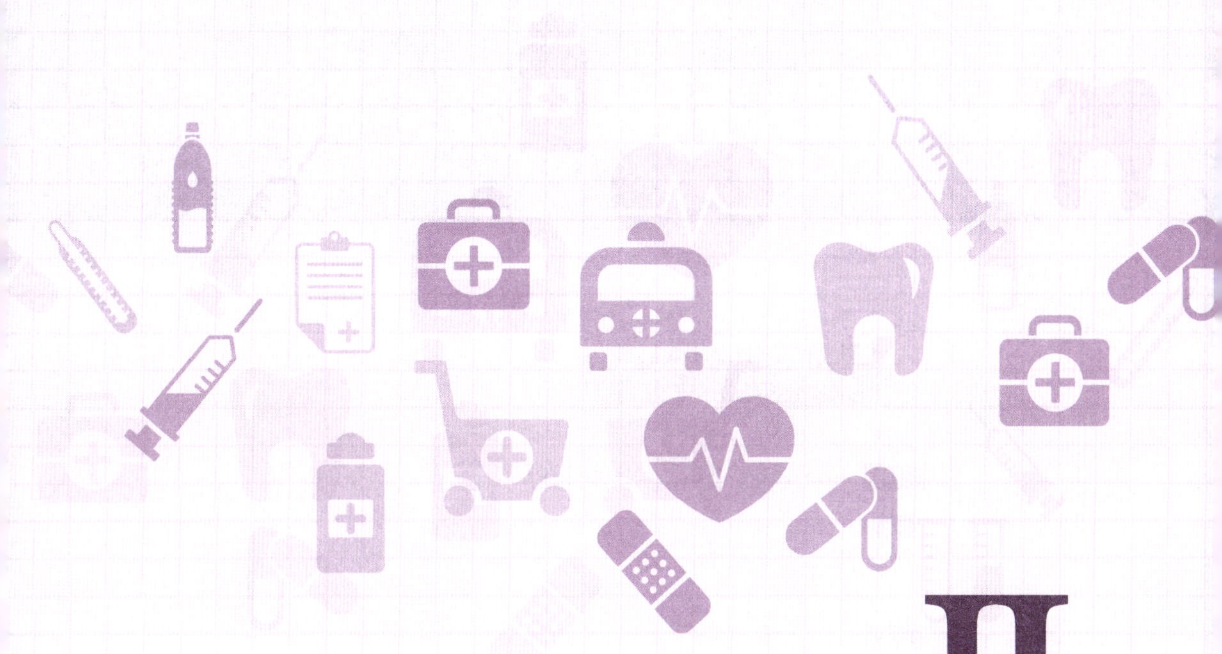

II

Medical service

1. 내과 진료
2. 외과 진료
3. 피부과 진료
4. 성형외과 진료
5. 신경내과 진료
6. 치과 진료
7. 안과 진료
8. 소화기내과 진료
9. 부인과 진료
10. 진단 및 처방 상황
11. 응급실 진료
12. 약 처방과 약국 상황

1 내과 진료

상황1

의사 아픈지 얼마나 되셨어요?

통역

환자 已经三天了。

통역

의사 언제 처음 증상이 나타났나요?

통역

환자 三个月前。

통역

의사 치료를 받으셨나요?

통역

환자 有。

통역

의사 어떤 치료를 받으셨나요?

통역

환자 我吃了高血压药。

통역

의사 언제 마지막으로 혈압을 재봤나요?

통역

환자 最近一次测血压是在上个月。

통역

의사 소매를 올려주세요.

통역

의사 혈압을 확인하겠습니다. 혈압을 체크할 수 없습니다.

통역

환자 血压是突然升高的吗?

통역

의사 네, 맥박을 재봐야겠습니다... 맥박은 정상입니다.

통역

환자 现在没有胃口，发烧。

통역

의사 머리가 아픈가요?

통역

환자 哪儿都疼，好像感冒了。最近两天身体一直不舒服。

통역

의사 혈액검사를 받았나요?

통역

환자 做完了。

통역

의사 검사결과를 받았나요?

통역

환자 拿到了，这是我的检查结果。

통역

의사 검사를 언제 하셨지요?

통역

환자 9月2号。

통역

의사 검사결과가 오래됐습니다. 새로 검사를 받아야 합니다.

통역

연습문제

보기 혈액검사를 받고 오세요. ➡ 请去做血检。

1. 흉부 엑스레이 검사를 받으세요. ➡ (胸部X光检查) ____________

2. 심전도 검사를 받으세요. ➡ (心电图检查) ____________

3. 소변 검사를 받으세요. ➡ (尿检) ____________

4. 조직 검사를 받으세요. ➡ (组织检查) ____________

5. 초음파 검사를 받으세요. ➡ (超声波检查) ____________

자신의 통역을 확인해보세요.

의사: 아픈지 얼마나 되셨어요?
통역: 您身体不舒服多久了?

환자: 已经三天了。
통역: 3일이 지났습니다.

의사: 언제 처음 증상이 나타났나요?
통역: 什么时候开始出现这种症状?

환자: 三个月前。
통역: 3개월 전이요.

의사: 치료를 받으셨나요?
통역: 您做过治疗吗?

환자: 有。
통역: 네.

의사: 어떤 치료를 받으셨나요?
통역: 做了什么治疗?

환자: 我吃了高血压药。
통역: 혈압약을 복용했습니다.

의사: 언제 마지막으로 혈압을 재봤나요?
통역: 最后一次测血压是在什么时候?

환자: 最近一次测血压是在上个月。
통역: 최근 한 달 전에 혈압을 재봤습니다.

의사: 소매를 올려주세요.
통역: 请卷起袖子。

의사: 혈압을 확인하겠습니다. 혈압을 체크할 수 없습니다.
통역: 我来测一下血压。无法测出血压。

환자: 血压是突然升高的吗?
통역: 혈압이 갑자기 올라가나요?

의사: 네, 맥박을 재봐야겠습니다... 맥박은 정상입니다.
통역: 是的，需要测一下脉搏。脉搏是正常。

환자: 现在没有胃口，发烧。
통역: 지금 식욕이 없어요, 열도 있어요.

의사: 머리가 아픈가요?
통역: 头疼吗?

환자: 哪儿都疼，好像感冒了。最近两天身体一直不舒服。
통역: 안 아픈 데가 없어요, 감기에 걸린 것 같아요. 몸이 이틀째 좋지 않아요.

의사: 혈액검사를 받았나요?
통역: 做完验血了吗?

환자: 做完了。
통역: 검사했습니다.

의사: 검사결과를 받았나요?
통역: 拿到检查结果了吗?

환자: 拿到了，这是我的检查结果。
통역: 네, 이게 제 검사 결과입니다.

의사: 검사를 언제 하셨지요?
통역: 什么时候做的检查?

환자: 9月2号。
통역: 9월 2일입니다.

의사: 검사결과가 오래됐습니다. 새로 검사를 받아야 합니다.
통역: 这是比较旧的检查结果，请重新做一次检查。

상황2

의사 몸이 어떤가요?

통역

환자 喉咙疼得厉害。

통역

의사 먼저 목 상태를 확인한 후에 처방을 하도록 하죠.

통역

의사 입을 크게 벌려보세요.

통역

의사 불편한 곳이 또 있으세요?

통역

환자 咳嗽的时候胸口痛。

통역

의사 기침한 지가 얼마나 됐나요?

통역

환자 已经五天了。

통역

환자 咽口水时有疼痛感，嗓子也嘶哑了。

통역

환자 感冒很厉害。

통역

환자 发低烧。

통역

환자 没有力气。

통역

의사 속이 메스껍거나 구토 증상이 있으세요?

통역

환자 想吐。

통역

환자 实在忍不住了。

통역

의사 이 약을 복용하고 일주일 후에 다시 내원하세요.

통역

의사 침대에 누워있어야 합니다.

통역

의사 심장질환이 있으세요?

통역

환자 有。

통역

의사 언제 마지막으로 심전도검사를 받았나요?

통역

환자 很久没做心电图了。

통역

의사 심전도검사를 해야 합니다.

통역

환자 能给我开个心电图检查的处方吗?

통역

연습문제

보기 검진 받아보신 적이 있으세요? 请问 / 检查 / 吗 / 做过 / 你以前?

➡ 请问你以前做过检查吗?

1. 현재 치료중인 질환이 있으신지요? 接受治疗的 / 正在 / 你有没有 / 疾病?

➡ ______________________________

2. 암 같은 가족력이 있으신가요? 癌症 / 您有没有/ 家族病史?

➡ ______________________________

3. 입원기간은 어느 정도인가요? 大概 / 住院时间 / 多久?

➡ ______________________________

4. 평소에 식사는 규칙적으로 드십니까? 您 / 饮食生活 / 规律 / 平常 / 吗?

➡ ______________________________

5. 받으실 검사 항목을 안내해 드리겠습니다. 我/ 检查项目 / 来 / 您要 / 的 / 接受 / 介绍

➡ ______________________________

자신의 통역을 확인해보세요.

의사: 몸이 어떤가요?
통역: 您感觉身体怎么样?

환자: 喉咙疼得厉害。
통역: 목이 심하게 아픕니다.

의사: 먼저 목 상태를 확인한 후에 처방을 하도록 하죠.
통역: 先确认一下您的喉咙状态，再给您开药。

의사: 입을 크게 벌려보세요.
통역: 请您把嘴长大。

의사: 불편한 곳이 또 있으세요?
통역: 您还有哪里不舒服?

환자: 咳嗽的时候胸口痛。
통역: 기침할 때 가슴이 아픕니다.

의사: 기침한 지가 얼마나 됐나요?
통역: 咳嗽多久了?

환자: 已经五天了。
통역: 벌써 5일째예요.

환자: 咽口水时有疼痛感，嗓子也嘶哑了。
통역: 침을 삼킬 때 통증이 있고 목소리가 쉬었어요.

환자: 感冒很厉害。
통역: 감기가 심해요.

환자: 发低烧。
통역: 미열이 있어요.

환자: 没有力气。
통역: 무기력합니다.

의사: 속이 메스껍거나 구토 증상이 있으세요?
통역: 您感到恶心或想吐吗?

환자: 想吐。
통역: 구토 증상이 있습니다.

환자: 实在忍不住了。
통역: 정말 참기 힘듭니다.

의사: 이 약을 복용하고 일주일 후에 다시 내원하세요.
통역: 服完药后，过一周再来就诊吧。

의사: 침대에 누워있어야 합니다.
통역: 您需要呆在床上。

의사: 심장질환이 있으세요?
통역: 有心脏病吗?

환자: 有。
통역: 네.

의사: 언제 마지막으로 심전도검사를 받았나요?
통역: 最后一次做心电图检查是在什么时候?

환자: 很久没做心电图了。
통역: 오랫동안 심전도검사를 받지 않았습니다.

의사: 심전도검사를 해야 합니다.
통역: 需要做心电图检查。

환자: 能给我开个心电图检查的处方吗?
통역: 심전도검사 처방전을 주시겠습니까?

상황3

의사 어디가 불편하세요?

통역

환자 咳嗽很厉害。

통역

의사 마른 기침입니까, 가래가 섞여 있습니까?

통역

환자 咳嗽有痰。

통역

의사 기침한지 얼마나 되었지요?

통역

환자 已经一星期了。

통역

의사 기침할 때 피가 나오나요?

통역

환자 是。

통역

의사 다른 불편한 곳은 없으세요?

통역

환자 我患有慢性支气管炎，呼吸时有疼痛感。

통역

의사 담배를 끊으셔야 하고 감기 조심하셔야 합니다.

통역

의사 콧물이 자주 납니까?

통역

환자 是，经常流鼻水。

통역

의사 환자분은 면역력을 키워야 합니다.

통역

환자 喉咙也疼。

통역

의사 침을 삼킬 때 통증이 있으세요?

통역

환자 咽口水的时候疼。

통역

의사 목이 자주 아프나요?

통역

환자 有。

통역

의사 후두염 때문에 자주 고생하시나요?

통역

환자 没有。

통역

환자 好像发烧。

통역

의사 체온을 재보겠습니다. 열이 높네요.

통역

연습문제

보기 기침을 합니까? 请问 / 咳嗽 / 吗?/ 你 / 有
➡ 请问你有咳嗽吗?

1. 열이 있습니까? 发烧 /请问您 / 有没有

➡ ________________________________

2. 목이 아픕니까? 喉咙 / 疼不疼 / 请问您 / 现在

➡ ________________________________

3. 콧물이 나옵니까? 请问您 / 有没有 / 流鼻涕

➡ ________________________________

4. 침을 삼킬 수 있으세요? 可以 / 咽下 / 吗? / 口水 / 请问您

➡ ________________________________

5. 머리가 아픕니까? 请问您 / 吗? / 头疼

➡ ________________________________

자신의 통역을 확인해보세요.

의사: 어디가 불편하세요?
통역: 您哪里不舒服?

환자: 咳嗽很厉害。
통역: 기침이 너무 심합니다.

의사: 마른 기침입니까, 가래가 섞여 있습니까?
통역: 是干咳还是咳嗦有痰?

환자: 咳嗦有痰。
통역: 가래 섞인 기침입니다

의사: 기침한지 얼마나 되었지요?
통역: 咳嗽多久了?

환자: 已经一星期了。
통역: 벌써 일주일이나 되었습니다.

의사: 기침할 때 피가 나오나요?
통역: 咳嗽的时候出血吗?

환자: 有。
통역: 네.

의사: 다른 불편한 곳은 없으세요?
통역: 有没有其他不舒服的地方?

환자: 我患有慢性支气管炎，呼吸时有疼痛感。
통역: 만성기관지염이 있어요. 숨을 쉴 때 가슴이 아픕니다.

의사: 담배를 끊으셔야 하고 감기 조심하셔야 합니다.
통역: 您必须戒烟, 注意感冒。

의사: 콧물이 자주 납니까?
통역: 经常流鼻水吗?

환자: 是，经常流鼻水。
통역: 네 콧물이 자주 납니다.

의사: 환자분은 면역력을 키워야 합니다.

통역: 您必须提高免疫力。

환자: 喉咙也疼。

통역: 목도 아파요.

의사: 침을 삼킬 때 통증이 있으세요?

통역: 咽口水时也疼吗?

환자: 咽口水的时候疼。

통역: 침을 삼킬 때 통증이 있어요.

의사: 목이 자주 아프나요?

통역: 喉咙常有疼痛感吗?

환자: 有。

통역: 네.

의사: 후두염 때문에 자주 고생하시나요?

통역: 以前常患过咽喉炎吗?

환자: 没有。

통역: 아니요.

환자: 好像发烧。

통역: 열이 나는 것 같아요.

의사: 체온을 재보겠습니다. 열이 높네요.

통역: 我来量体温。发高烧了。

내과 진료 상황에서 의료진이 자주 사용하는 표현

어디가 불편하세요?	您哪里不舒服?
팔다리도 아프세요?	手脚也疼吗?
감기에 걸렸나요?	感冒了吗?
머리가 아픈가요?	头疼吗?
속이 메스껍거나 구토 증상이 있으세요?	您感到恶心或者想吐吗?
눈이 아픈가요?	眼睛痛吗?
귀가 아픈가요?	耳朵疼吗?
어느 쪽 귀가 아픈가요?	哪边的耳朵疼?
압박감을 느끼시나요?	有压迫感吗?
열이 있으세요?	发烧吗?
무엇을 먹었나요?	您吃了什么?
어디가 불편하세요?	您哪里不舒服?
이런 상태가 지속된 지 얼마나 됐나요?	这种症状持续多久了?
머리가 어지럽나요?	头晕吗?
기침한 지 얼마나 됐나요?	咳嗽多久了?
5일 치 약을 처방해 드리겠습니다.	我给您开五天的药。
우선 목 상태를 확인하겠습니다.	首先确认一下您的喉咙状态。
입을 크게 벌려주세요.	请把嘴张开。
기침할 때 피가 나왔나요?	咳嗽的时候出血了吗?
가슴 어느 부분에 통증이 있으세요?	胸部哪个部位有疼痛感?
통증이 얼마나 오래가나요?	疼痛感持续多久?
기름진 음식을 먹으면 불편하신가요?	吃完油腻的东西后，会不会感到不适?
식사 후 불편하신가요?	饭后有没有不适感?
배변은 규칙적인가요?	按时排便吗?
속이 쓰린가요?	腹部有没有火辣辣的感觉?

콧물이 나오나요?	流鼻涕吗?
재채기 때문에 많이 불편하신가요?	有没有因老打喷嚏而感到不适?
코막힘 때문에 많이 불편하신가요?	有没有因老鼻塞而感到不适?
코로 숨쉬기 불편하신가요?	有没有鼻子呼吸不顺畅的感觉?
냄새를 잘 구별할 수 있으세요?	能很好地辨别气味吗?
감기가 심합니다.	感冒很严重。
감기에 자주 걸리나요?	平时常患感冒吗?
체력을 키워야 합니다.	您得多运动。
몸을 너무 덥거나 차갑게 하면 안 됩니다.	让身体始终保持一个适当的温度。
코를 푸세요!	请您擤鼻涕!
목이 자주 아픈가요?	喉咙常有疼痛感吗?
후두염을 자주 앓았나요?	以前常患过咽喉炎吗?
침을 삼킬 때마다 통증이 있으세요?	咽口水时有疼痛感吗?
침을 삼킬 때 건조하시나요?	咽口水时干燥吗?
침을 삼킬 때 간지러운 느낌이 있으세요?	咽口水时痒吗?
침을 삼킬 때 타는 듯한 느낌이 있으세요?	咽口水时有火辣辣的感觉吗?
목이 쉴 때가 있으세요?	嗓子常常干哑吗?
목에 걸린 적이 있으세요?	以前有没有被噎住过?
가글할 때 무엇을 사용하시나요?	平时用什么漱口?
급성편도염입니다.	是急性扁桃体炎。
숨을 쉴 때 통증이 있으세요?	呼吸时有疼痛感吗?
옆구리에 찌르는듯한 통증이 있으세요?	两肋有没有刺痛感?
숨을 쉴 때 통증이 있으세요?	呼吸时有疼痛感吗?
숨쉬기가 힘든가요?	很难呼吸吗?
숨을 들이쉴 때 통증이 더 심해지나요?	吸气时疼得更厉害吗?
기침할 때 통증이 더 심해지나요?	咳嗽时疼得更厉害吗?
심호흡할 때 통증이 있으세요?	深呼吸时有疼痛感吗?

코로 숨을 들이마시고 내쉬세요.	请用鼻子呼吸。
다시 한 번 하세요.	请再来一次。
숨을 깊게 내쉬세요.	请深呼吸。
마른 기침을 계속하시나요?	继续干咳吗?
가래 기침을 계속하시나요?	继续咳嗽有痰吗?
기침 때문에 잠을 이루기 어렵나요?	因为咳嗽而睡不着吗?
기침 할 때 가래가 나오나요?	咳嗽的时候有痰吗?
가래는 어떤 색인가요?	痰是什么颜色?
만성 기관지염입니다.	是慢性支气管炎。
급성 기관지염입니다.	是急性支气管炎。
감기에 걸리면 안 됩니다.	注意感冒。
금연을 해야 합니다.	您应该戒烟。
깊게 숨을 들이마실 수 없나요?	能深吸一口气吗?
기관지천식을 앓으시나요?	您有支气管哮喘吗?
몇 년째죠?	已经几年了?
채혈검사를 했나요?	做完验血了吗?
채변 검사와 채뇨 검사를 했나요?	做完大便检查和尿液检查了吗?
검사결과를 갖고 있으세요?	拿到检查结果了吗?
검사결과가 며칠 자인지 알려주세요	请告诉我检查结果上的日期。
이건 오래된 검사결과네요.	这是很久以前的检查结果。
검사를 다시 하시기 바랍니다.	请重新进行检查。
채혈 검사를 다시 해야 합니다.	需要重新验血。
검사결과는 정상입니다.	检查结果为正常。
검사결과가 그다지 좋지 않습니다.	检查结果不太好。
검사결과는 변화가 없습니다.	检查结果没有变化。
검사결과 병세가 호전되었습니다.	检查结果病情好转了。
검사결과 병세가 악화되었습니다.	检查结果病情恶化了。

치료 후 재검사를 받아야 합니다.	接受治疗后需要再做一次检查。
검사에 필요한 대변, 피, 소변을 내셨나요?	提交了用于检查的大便、血液、尿液样本吗?
이 검사는 당장 받아야 합니다.	需要马上做这项检查。
환자의 검사결과가 준비되었나요?	患者的检查结果出来了吗?
검사결과를 가져와 주세요.	请帮我把检查结果拿过来。
채뇨 검사결과가 어떤가요?	尿检结果怎么样?
채변 검사결과가 어떤가요?	大便检查结果怎么样?
위액 검사결과가 어떤가요?	胃液检查结果怎么样?
검사를 계속 진행하세요!	请继续进行检查。
어린 시절 어떤 질병을 앓으셨나요?	您小时候得过什么病?
홍역을 앓은 적이 있으세요?	您得过麻疹吗?
백일해를 앓은 적이 있으세요?	您得过百日咳吗?
유행성 이하선염을 앓은 적이 있으세요?	您得过流行性腮腺炎吗?
성홍열을 앓은 적이 있으세요?	您得过猩红热吗?
성병을 앓은 적이 있으세요?	您得过性病吗?
말라리아를 앓으셨나요?	您得过疟疾吗?
전염병을 앓은 적이 있으신가요?	您得过传染病吗?
결핵을 앓은 적이 있으신가요?	您得过结核吗?
매독을 앓은 적이 있으신가요?	您得过梅毒病吗?
심근경색을 앓은 적이 있으신가요?	您得过心肌梗塞吗?
뇌졸증을 앓은 적이 있으신가요?	您得过脑中风吗?
당뇨병을 앓으셨나요?	您得过糖尿病吗?
과거에 심각한 질병을 앓으셨나요?	您以前得过什么严重的疾病吗?
병원에 입원한 적이 있으신가요?	您住院过吗?
만약 그렇다면, 무슨 이유로 입원하셨었나요?	是因为什么疾病住了院?
마약에 의존하시나요?	您有依赖毒品吗?

술에 의존하시나요?	您有依赖酒精吗?
특정약에 의존하시나요?	您有依赖特定药物吗?
가족 중 암을 앓은 사람이 있으세요?	家族成员中有患过癌症的人吗?
가족 중 심장병을 앓은 사람이 있으세요?	家族成员中有患过心脏病的人吗?
가족 중 기관지천식을 앓은 사람이 있으세요?	家族成员中有患过哮喘的人吗?
가족 중 간질을 앓은 사람이 있으세요?	家族成员中有患过癫痫的人吗?
가족 중 고혈압을 앓은 사람이 있으세요?	家族成员中有患过高血压的人吗?
가족 중 정신병을 앓은 사람이 있으세요?	家族成员有过精神病史吗?
가족 중 자살한 사람이 있으세요?	家族成员有没有因自杀而死亡?
가족력이 있으신가요?	有没有家族病史?

내과 진료 상황에서 환자의 증상 호소 표현

다 아파요.	哪儿都疼。
목이 아파요.	嗓子痛。
목에 통증이 심합니다.	喉咙疼得厉害。
배에 가스가 찬 상태입니다.	我肚子鼓胀。
눈이 아파요.	眼睛痛。
가슴에 통증이 있어요.	胸口痛。
몸이 좋지 않아요.	身体不舒服。
요즘 피곤하고 무기력해요.	我最近很累，也没有力气。
무기력합니다.	没有力气。
더 이상은 못 참겠어요.	实在忍不住了。
많이 먹는데도 살이 찌지 않아요.	饭量很大，不过就是不长胖。
열이 있는 것 같아요.	好像发烧。
미열이 있어요.	发低烧。
이쪽 귀가 아파요.	这边的耳朵疼。
양쪽 귀가 아파요.	两边的耳朵都疼。
감기가 심해요.	得了重感冒。
벌써 5일 째예요.	已经5天了。
침을 삼킬 때 목이 아프고 목소리가 쉬었어요.	咽口水时喉咙疼，嗓子也哑了。
감기인 것 같아요.	好像感冒了。
기침할 때 가슴이 아파요.	咳嗽时胸疼。
목이 아파요.	嗓子痛。
기침이 심해요.	咳嗽咳得厉害。
심박조율기가 있어요.	有心脏起搏器。
식욕이 없어요.	没有胃口。
토할 것 같아요.	想吐。
먹고 싶은 생각이 없습니다.	胃口不太好。

구토를 해요.	呕吐。
안 좋은걸 먹은 거 같아요.	好像吃了不好的东西。
소화불량이 심합니다.	消化不良。
콧물이 나와요.	流鼻涕。
코로 숨쉬기가 답답합니다.	用鼻子呼吸感觉很费劲。
감기에 자주 걸려요.	以前也常患感冒。
목이 메고 숨이 막혀요.	喉咙噎得慌，胸闷。
목이 자주 아파요.	喉咙常有疼痛感。
침을 삼킬 때 통증이 있어요.	咽口水时有疼痛感。
침을 삼킬 때 목이 건조합니다.	咽口水时喉咙干燥。
침을 삼킬 때 목에 간지러운 느낌이 있어요	咽口水时喉咙痒。
침을 삼킬 때 목이 타는듯한 느낌이 있어요.	咽口水时,喉咙有火辣辣的感觉。
숨을 쉴 때 통증이 있어요.	呼吸时有疼痛感。
기침 때문에 잠을 이룰 수가 없어요.	因为咳嗽而睡不着。
숨을 들이쉴 때 통증이 심해져요.	吸气时疼得更厉害。
기침이 낫지 않아요.	咳嗽止不住。
마른기침을 해요.	干咳。
가래 기침을 해요.	咳嗽有痰。
만성기관지염을 앓고 있어요.	有慢性支气管炎。
백일해를 앓은 적이 있습니다.	我得过百日咳。
저는 어릴 적 성홍열을 앓은 적이 있습니다.	我小时候得过猩红热。
저는 어릴 적에 풍진를 앓은 적이 있습니다.	我小时候得过风疹。
저는 어릴 적에 수두를 앓은 적이 있습니다.	我小时候得过水痘。
이전에 말라리아에 걸린 적이 있습니다.	我以前得过疟疾。
저는 성병을 앓은 적이 없습니다.	我没有得过性病。
이전에 심근경색이 있었습니다.	我以前有过心肌梗死。
이전에 매독을 앓은 적이 있습니다.	我以前得过梅毒。

한때 병원에 입원한 적이 있습니다.	我以前有一段时间住过院。
병원에 입원한 적이 없습니다.	我没有住过院。
저는 마약에 중독되지 않았습니다.	我对毒品没有成瘾。
저는 알코올에 중독되지 않았습니다.	我对酒精没有成瘾。
저는 약물에 중독되지 않았습니다.	我对药物没有成瘾。

알아두면 유익한 표현

통증 발작	疼痛发作	téng tòng fā zuò
아프다	痛	tòng
타는 듯한 통증	火辣辣的疼痛感	huǒ là là de téng tòng gǎn
통증의 특징	疼痛的特点	téng tòng de tè diǎn
복통	腹痛	fù tòng
치료가 가능한 질병	可以治疗的疾病	kě yǐ zhì liáo de jí bìng
뭉근한 통증, 둔통	钝痛	dùn tòng
쑤심, 저림	酸痛	suān tòng
가글하다	漱口	shù kǒu
확연한 통증	明显的疼痛	míng xiǎn de téng tòng
참을 수 없는 통증	剧痛	jù tòng
대변	大便	dà biàn
통증의 느낌	疼痛的感觉	téng tòng de gǎn jué
심박조율기	心脏起搏器	xīn zàng qǐ bó qì
불치병	绝症	jué zhèng
흡입, 흡입제	吸入、吸入剂	xī rù, xī rù jì
장 질환	肠道疾病	cháng dào jí bìng
배란통	排卵痛	pái luǎn tòng

가려움	瘙痒	sào yǎng
찌르는 듯한 통증	刺痛	cì tòng
견디기 힘들 정도로 극심한 통증	无法忍受的疼痛感	wú fǎ rěn shòu de téng tòng gǎn
체력을 키우다	锻炼身体	duàn liàn shēn tǐ
복부팽창, 배에 가스가 찬 상태	腹部鼓胀	fù bù gǔ zhàng
근육통	肌肉酸痛	jī ròu suān tòng
코로 숨 쉬는 것	用鼻子呼吸	yòng bí zi hū xī
통증	疼痛	téng tòng
침 삼킬 때의 통증	咽口水时的疼痛	yàn kǒu shuǐ shí de téng tòng
지속적인 통증	持续性疼痛	chí xù xìng téng tòng
괴로움	痛苦, 难受	tòng kǔ, nán shòu
쓰리거나 에이는듯한 통증	刀割样痛	dāo gē yàng tòng
후각	嗅觉	xiù jué
재채기	打喷嚏	dǎ pēn tì
관련통 (환부와 떨어진 자리에 느껴지는 통증)	牵涉性痛	qiān shè xìng tòng
가래	痰	tán
참을만한 통증	能忍受的疼痛感	néng rěn shòu de téng tòng gǎn
소화불량	消化不良	xiāo huà bú liáng
코막힘	鼻噻	bí sāi
과냉각	过冷却	guò lěng què
내과 의사	内科医生	nèi kē yī shēng
타는 듯한 느낌	有火辣辣的感觉	yǒu huǒ là là de gǎn jué
요로결석증	尿道结石	niào dào jié shí

꼭 기억해 두세요!

1. 백혈병 白血病 bái xuè bìng
2. 방광염 膀胱炎 páng guāng yán
3. 갑상선기능 항진증 甲状腺功能亢进 jiǎ zhuàng xiàn gōng néng kàng jìn
4. 갑상선기능저하증 甲状腺功能减退 jiǎ zhuàng xiàn gōng néng jiǎn tuì
5. 간암 肝癌 gān ái
6. 간이식 肝移植 gān yí zhí
7. 급성신우신염 急性肾盂肾炎 jí xìng shèn yú shèn yán
8. 대상포진 带状疱疹 dài zhuàng pào zhěn
9. 협심증 心绞痛 xīn jiǎo tòng
10. 심근경색 心肌梗塞 xīn jī gěng sè
11. 비염 鼻炎 bí yán
12. 빈혈 贫血 pín xuè
13. 양성종양 良性瘤 liáng xìng liú
14. 악성종양 恶性瘤 è xìng liú
15. 건강염려증 疑病症 yí bìng zhèng
16. 뇌졸증 脑中风 nǎo zhòng fēng
17. 당뇨병 糖尿病 táng niào bìng
18. 유방암 乳房癌 rǔ fáng ái
19. 갑상선암 甲状腺癌 jiǎ zhuàng xiàn ái
20. 담석 胆结石 dǎn jié shí

2 외과 진료

상황1

의사 무엇이(어디가) 불편한가요?

통역

환자 腰部有刺痛。

통역

의사 통증이 얼마나 자주 있으세요?

통역

환자 一直疼。

통역

의사 허리 X-ray를 찍어봐야겠어요.

통역

환자 能给我开个止痛药吗?

통역

의사 네.

통역

의사 통증이 있은 지 얼마나 됐나요?

통역

환자 已经两天了。

통역

환자 是什么原因?

통역

의사 척추측만증입니다.

통역

의사 X-ray 사진은 어디 있으세요?

통역

환자 在这里。

통역

의사 X-ray 사진을 보도록 합시다.

통역

의사 이 사진상 변화가 없네요.

통역 ______________________

환자 要每隔多久做一次胸部X光检查?

통역 ______________________

의사 매년 X-ray 검사를 받아야 합니다.

통역 ______________________

연습문제

보기 통증 ➡ 疼痛

1. 찌르는 듯한 통증 ➡ ______________________

2. 극심한 통증 ➡ ______________________

3. 참을만한 통증 ➡ ______________________

4. 관련통 (실제의 환부와 떨어진 자리에서 느껴지는 통증)

➡ ______________________

5. 지속적인 통증 ➡ ______________________

자신의 통역을 확인해보세요.

의사: 어디가 불편한가요?
통역: 您哪里不舒服?

환자: 腰部有刺痛。
통역: 허리에 찌르는 듯한 통증이 있어요.

의사: 통증이 얼마나 자주 있으세요?
통역: 疼痛周期有多长?

환자: 一直疼。
통역: 계속이요.

의사: 허리 X-ray를 찍어봐야겠어요.
통역: 请先拍摄腰部的X光 。

환자: 能给我开个止痛药吗?
통역: 진통제를 처방해줄 수 있으세요?

의사: 네.
통역: 好的。

의사: 통증이 있은 지 얼마나 됐나요?
통역: 疼痛持续多久了?

환자: 已经两天了。
통역: 이틀 지났습니다.

환자: 是什么原因?
통역: 왜 그런 건가요?

의사: 척추측만증입니다.
통역: 是脊椎侧弯。

의사: X-ray 사진은 어디 있으세요?
통역: X光片在哪里?

환자: 在这里。
통역: 여기 있습니다.

의사:　　X-ray 사진을 보도록 합시다.
통역:　　来一起看一下X光片。

의사:　　이 사진상 변화가 없네요.
통역:　　从这张X光片来看，没有什么变化。

환자:　　要每隔多久做一次胸部X光检查?
통역:　　얼마나 자주 흉부 X-ray 검사를 받아야 하나요?

의사:　　매년 X-ray 검사를 받아야 합니다.
통역:　　每年都要做一次胸部X光检查。

상황2

의사 어디가 불편하세요?

통역

환자 左腿很痛。

통역

의사 무릎을 구부리세요.

통역

의사 다리를 펴세요.

통역

환자 这里很痛。

통역

의사 몇 걸음 걸어보세요.

통역

의사 다리가 부었습니다.

통역

의사 다리를 펴보세요.

통역

의사 여기가 아픈가요?

통역

환자 不疼。

통역

의사 다리 X-ray를 찍어야 합니다.

통역

환자 X光检查结果怎么样?

통역

의사 X-ray 판독을 보도록 하죠.

통역

환자 能告诉我X光检查结果吗?

통역

의사 X-ray에 따르면 인대 염좌입니다.

통역

연습문제

보기 팔을 구부려 보세요. ➡ 请将胳膊弯曲。

1. 다리를 펴 주세요 ➡ (腿 / 伸直) ______
2. 무릎을 구부리세요 ➡ (膝盖 / 弯曲) ______
3. 깊게 숨을 쉬세요 ➡ (深呼吸) ______
4. 탈의하세요 ➡ (脱下 / 衣服) ______
5. 몇 걸음 걸어보세요 ➡ (走几步 / 看看) ______

자신의 통역을 확인해보세요.

의사: 어디가 불편하세요?
통역: 您哪里不舒服?

환자: 左腿很痛。
통역: 왼쪽 다리가 아파요.

의사: 무릎을 구부리세요.
통역: 请弯曲膝盖。

의사: 다리를 펴세요.
통역: 请将腿伸直。

환자: 这里很痛。
통역: 여기가 아파요.

의사: 몇 걸음 걸어보세요.
통역: 请走几步看看。

의사: 다리가 부었습니다.
통역: 腿部肿起来了。

의사: 다리를 펴보세요.
통역: 请将腿伸直。

의사: 여기가 아픈가요?
통역: 这里疼吗?

환자: 不疼。
통역: 아니요.

의사: 다리 X-ray를 찍어야 합니다.
통역: 需要照腿部的X光。

환자: X光检查结果怎么样?
통역: X-ray가 어떻습니까?

의사: X-ray 판독을 보도록 하죠.
통역: 来一起看一下X光检查结果。

환자: 能告诉我X光检查结果吗?
통역: X-ray 판독을 부탁드립니다.

의사: X-ray에 따르면 인대 염좌입니다.
통역: 根据X光照片的结果显示，您患的是韧带拉伤。

상황3

의사 몸이 어떤가요?

통역

환자 这里很痛。

통역

의사 탈장이 있으세요?

통역

환자 不知道。

통역

의사 식후 호흡곤란이 있으세요?

통역

환자 没有。

통역

의사 배꼽부위에 불편함이 있으세요?

통역

환자 是的。

통역

의사 붓기가 있은 지 오래됐나요?

통역

환자 是。

통역

의사 이 종양이 있은 지 오래됐나요?

통역

환자 这个肿瘤很久以前就有了。

통역

의사 가족이나 친척 중에 암을 앓은 분이 있으세요?

통역

환자 没有。

통역

의사 기침을 할 때 붓기가 더 심해지나요?

통역

환자 咳嗽时肿得更厉害。

통역

의사 3개월간 무리한 신체활동을 하면 안 됩니다.

통역

의사 복부 초음파검사를 해야 합니다.

통역 ______________________________

환자 请给我开超声波检查处方。

통역 ______________________________

의사 초음파 검사 당일은 금식입니다.

통역 ______________________________

연습문제

정확한 뜻과 연결하세요.

1. 탈장	呼吸困难
2. 호흡곤란	肚脐部位
3. 서혜부	腹股沟区
4. 종양	疝气症状
5. 배꼽부위	肿瘤

자신의 통역을 확인해보세요.

의사: 몸이 어떤가요?
통역: 您感觉身体怎么样?

환자: 这里很痛。
통역: 여기가 아파요.

의사: 탈장이 있으세요?
통역: 您有疝气症状吗?

환자: 不知道。
통역: 모르겠습니다.

의사: 식후 호흡곤란이 있으세요?
통역: 饭后有呼吸困难的感觉吗?

환자: 没有。
통역: 아니요.

의사: 배꼽부위에 불편함이 있으세요?
통역: 肚脐部位难受吗?

환자: 是的。
통역: 네.

의사: 붓기가 있은 지 오래됐나요?
통역: 浮肿持续多久了?

환자: 是。
통역: 네.

의사: 이 종양이 있은 지 오래됐나요?
통역: 这个肿瘤已经有多久了?

환자: 这个肿瘤很久以前就有了。
통역: 이 종양은 오래됐습니다.

의사: 가족이나 친척 중에 암을 앓은 분이 있으세요?
통역: 有患过癌症的亲戚吗?

환자: 没有。
통역: 아니요.

의사: 기침을 할 때 붓기가 더 심해지나요?
통역: 咳嗽时肿得更厉害吗?

환자: 咳嗽时肿得更厉害。
통역: 붓기가 기침할 때 더 심해집니다.

의사: 3개월간 무리한 신체활동을 하면 안 됩니다.
통역: 请在三个月内避免剧烈运动。

의사: 복부 초음파검사를 해야 합니다.
통역: 需要做腹部超声波检查。

환자: 请给我开超声波检查处方。
통역: 초음파검사 처방전을 주세요.

의사: 초음파 검사 당일은 금식입니다.
통역: 做超声波检查的当天需要禁食。

외과 진료 상황에서 의사가 자주 사용하는 질문 및 표현

3개월간 무리한 신체활동을 하면 안 됩니다.	在三个月内请避免激烈运动。
다친 다리 쪽으로 무게를 싣지 마세요.	不要让伤的腿部承受。
다리를 구부려 주세요.	请将腿弯曲。
팔을 펴 주세요.	请将胳膊伸直。
심한 평발이네요.	您有很严重的扁平足。
관절염입니다.	是关节炎。
붓기가 있은 지 오래됐나요?	浮肿持续了很长一段时间吗?
붓기가 기침을 할 때 더 심해지나요?	咳嗽时肿的更厉害吗?
붓기가 힘을 줄 때 더 심해지나요?	用力时肿的更厉害吗?
붓기가 일어날 때 더 심해지나요?	起来时肿的更厉害吗?
탈장이 있으세요?	有疝气症状吗?
언제 탈장이 됐나요?	什么时候发生了疝气症状?
근육 염좌입니다.	肌肉拉伤了。
통증이 생기고 얼마나 시간이 흘렀나요?	疼痛持续了多久?
척추측만증입니다.	是脊椎侧弯。
다리 X-ray를 찍어야 합니다.	您需要先照一下腿部的X光。
함께 X-ray 결과를 봅시다.	来一起看一下X光检查结果。
몇 걸음 걸어보세요.	请走几步看看。
굽힐 수 있는 만큼 팔을 구부려보세요.	请最大限度地弯曲胳膊。
무릎을 구부리세요.	请弯曲膝盖。
다리를 펴세요.	请伸直双腿。
증상을 설명할 수 있으세요?	能告诉我有什么症状吗?
통증이 얼마나 자주 느껴지나요?	疼痛周期有多长?
종양이 있은 지 얼마나 됐나요?	什么时候得了肿瘤?
종양 발견부터 지금까지 오래됐나요?	从发现肿瘤到现在过了很长时间吗?
친척 중에 암을 앓으셨던 분이 있으세요?	有患过癌症的亲戚吗?

유선에 악성종양이 의심됩니다.	乳腺上有疑似恶性肿瘤的东西。
자궁에 악성종양이 의심됩니다.	子宫上有疑似恶性肿瘤的东西。
요도에 악성종양이 의심됩니다.	尿道上有疑似恶性肿瘤的东西。
방사선치료로 종양이 줄었어요.	在接受放射线治疗后肿瘤变小了。
탈장 밴드를 하고 다니나요?	请问您有佩戴疝气带吗?
탈장 부위를 다시 넣으려 하면 안됩니다.	不要试着将脱肠部位放回去。
여기 X-ray 검사 처방전입니다.	这是X光检查的处方。
흉곽 X-ray를 매년 찍어야 합니다.	需要每年做一次胸部X光。
X-ray 검사 당일은 금식해야 합니다.	照X光的当天需要禁食。
흉부 X-ray를 찍어야 합니다.	需要照胸部的X光。
담낭 X-ray를 찍어야 합니다.	需要照胆囊的X光。
신장 X-ray를 찍어야 합니다.	需要照肾脏的X光。
환자분 X-ray 사진이 어디 있으세요?	患者的X光片在哪里?
살펴보도록 하죠.	让我来看一下。
이 X-ray 사진상 변화가 없습니다.	从这张X光片来看，没有什么变化。
환자분 X-ray 사진상 십이지장에 궤양이 있습니다.	从患者的X光片来看，十二指肠部位有溃疡。
즉시 폐 X-ray를 찍어야 합니다.	需要马上照肺部的X光。
즉시 두개골 X-ray를 찍어야 합니다.	需要马上照颅骨的X光。
요오드 약품에 많이 예민하시나요?	对碘药剂有过敏反应吗?
X-ray 촬영판 앞에 서세요.	请站在X光机前面。
받침대에 올라서세요.	请站到踏脚板上面。
촬영판에 대고 서세요.	请对着X光机站着。
손을 허리에 두세요.	请双手叉腰。
손을 머리 뒤에 두세요.	请将双手放至脑后。
팔꿈치를 좀 더 앞쪽으로 하세요.	请把胳膊肘往前面放一点。
깊게 숨을 쉬세요.	请深呼吸。

숨을 참으세요. 숨 쉬지 마세요!	请屏住呼吸。不要呼吸。
내려오셔도 됩니다.	您可以下来了。
계단 조심하세요.	请小心台阶。
뼈와 관절 손상이 없습니다.	骨头和关节没有损伤。
X-ray사진에 까맣게 보이는 부분이 있습니다.	X光片上有黑色的区域。
초음파검사를 해야 합니다.	需要做超声波检查。
골반 초음파검사를 해야 합니다.	需要做骨盆超声波检查。
복부 초음파검사를 해야 합니다.	需要做腹部超声波检查。
초음파검사 당일은 금식입니다.	做超声波检查的当天需要禁食。
초음파검사결과를 보도록 합시다.	来一起看一下超声波检查的结果。
탈의하세요.	请脱下衣服。
오른쪽 옆으로 누우세요.	请向右躺下。
왼쪽 옆으로 누우세요.	请向左躺下。
소매를 올려주세요.	请卷起袖子。
혈압을 재보겠습니다.	下面来测一下血压。
혈압을 확인하겠습니다.	下面来确认一下血压。
맥박을 재야합니다.	需要测脉搏。
맥박은 정상입니다.	脉搏正常。
체온을 재보겠습니다.	需要量一下体温。
고열입니다.	体温较高。
침상안정을 취해야 합니다.	需要卧床休息。
지금 당장 병원으로 보내야 될 것 같습니다.	需要马上送到医院。
가슴에 청진기를 대보겠습니다.	下面要把听诊器放在胸部。
숨을 깊게 들이쉬세요.	请深呼吸。
숨을 참으세요.	请屏住呼吸。
두통 또는 고혈압이 있으신가요?	有头痛或高血压吗?
열이 있으세요?	发烧吗?

이전에 혈압을 재본 적있으세요?	以前测过血压吗?
평소 혈압이 어떠신가요?	平时血压怎么样?
고혈압 입니까? 정상혈압입니까?	有高血压吗? 血压正常吗?
언제 마지막으로 혈압을 재봤나요?	最后一次测血压是什么时候?
혈압이 110입니다.	血压是110。
혈압이 갑자기 올라가나요?	血压是突然升高的吗?
부모님께서 고혈압이 있으셨나요?	父母有高血压吗?
언제 처음으로 저혈압인 것을 알았나요?	什么时候知道自己是低血压?
심전도검사를 해야 합니다.	需要做心电图检查。
맥박을 재봐도 되겠습니까?	能测一下脉搏吗?
심장질환이 있으세요?	有心脏病吗?
심장 질환검진을 받고 있으세요?	您定期做心脏检查吗?
언제 마지막으로 심전도검사를 했나요?	最后一次做心电图是在什么时候?
혈압을 체크할 수 없습니다.	无法测血压。
갈비뼈로부터...cm 지점에서 간이 만져집니다.	离肋骨...厘米处可以摸到肝。
갈비뼈로부터...cm 지점에서 간이 만져지지 않습니다.	离肋骨...厘米处摸不到肝。

외과 진료 상황에서 환자의 증상 호소 표현

어깨 통증이 심합니다.	肩膀疼的厉害。
왼쪽 다리가 아파요.	左腿很痛。
팔이 부었어요.	手臂肿了。
다리가 부었어요.	腿部肿了。
근육 염좌에요. 근육이 늘어났어요.	肌肉拉伤了。
허리에 찌르는 듯한 통증이 있어요.	腰部有刺痛。
관절염이 있어요.	我有关节炎。
여기가 아파요.	这里很痛。
어깨에 둔통이 있어요.	肩膀有钝痛。
팔꿈치에 관절염이 있어요.	胳膊肘有关节炎。
진통제를 처방해줄 수 있으세요?	能给我开个止痛药吗?
척추측만증이 있어요.	我有脊椎侧弯。
이 종양은 오래전부터 있었어요.	这个肿瘤很久以前就有了。
이 혹은 오래전부터 있었어요.	这个瘤很久以前就有了。
탈장 밴드를 하고 다녀요.	我戴着疝气带。
탈장을 다시 넣을 수 있으세요?	能把脱肠部位放回去吗?
무엇 때문에 X-ray를 찍었나요?	您是出于什么原因拍摄X光的呢?
X-ray 결과를 설명해주주시겠어요?	能给我说明一下X光检查结果吗?
혈압약을 복용 중입니다.	最近在服用/高血压药。
고혈압입니다.	有高血压。
고열이 있습니다.	发高烧。
저한테 열이 있나요?	我在发烧吗?
혈액 검사를 받았습니다.	做了血验。
소변 검사를 받았습니다.	做了尿检。
대변 검사를 받았습니다.	做了大便检查。
재검사에 필요한 처방전을 주시겠습니까?	能给我开一下复诊的处方吗?

검사결과가 나왔나요?	检查结果出来了吗?
X-ray 검사 처방전을 주세요.	请给我开一下X光处方。
X-ray 검사 당일 음식을 먹어도 되나요?	照X光当天能吃东西吗?
얼마 만에 흉부 X-ray 검사를 받아야 하나요?	需要每隔多久做一次胸部X光检查?
초음파검사 처방전을 주세요.	请给我开一下超声检查的处方。
어떤 이유로 초음파검사를 받아야 하나요?	为什么要做超声检查?
두통과 고혈압이 있습니다.	有头痛和高血压。
열이 있습니다.	感觉在发烧。
이전에 혈압을 재본 적이 있습니다.	以前测过血压。
지난달에 마지막으로 혈압을 재봤습니다.	最近一次测血压是在一个月前。
오랫동안 심전도검사를 받지 않았습니다.	很久没做心电图检查了。
심전도검사 처방전을 주시겠습니까?	能给我开一下心电图检查的处方吗?

알아두면 유익한 외과적 어휘

기기	仪器	yí qì
관절염	关节炎	guān jié yán
몸의자세	身体姿势	shēn tǐ zī shì
항암치료	抗癌治疗	kàng ái zhì liáo
집게	钳子	qián zi
시험용 X-ray검사	用于实验的X光检查	yòng yú shí yàn de X guāng jiǎn chá
척추측만증	脊椎侧弯	jǐ zhuī cè wān
핀셋	镊子	niè zi
탈장	疝气	shàn qì
탈장 환원	疝修补术	shàn xiū bǔ shù
악성종양	恶性肿瘤	è xìng zhǒng liú
근육 염좌	肌肉拉伤	jī ròu lā shāng
유두종	乳头状瘤	rǔ tóu zhuàng liú
평발	平足	píng zú
주요 외과용기구	外科常用手术器械	wài kē cháng yòng shǒu shù qì xiè
X-ray사진	X光片	X guāng piàn
메스	手术刀	shǒu shù dāo
가위	剪刀	jiǎn dāo
인대 염좌	韧带拉伤	rèn dài lā shāng
힘줄 염좌	筋拉伤	jīn lā shāng
아킬레스건	跟腱	gēn jiàn
외과용바늘	外科用针	wài kē yòng zhēn
부기	肿胀	zhǒng zhàng
주사	注射、打针	zhù shè, dǎ zhēn
종양	肿瘤	zhǒng liú

종양 확대	肿瘤变大	zhǒng liú biàn dà
종양 제거	切除肿瘤	qiē chú zhǒng liú
위액 산도	胃液酸度	wèi yè suān dù
검사, 분석	检查、分析	jiǎn chá, fēn xī
검사결과	检查结果	jiǎn chá jié guǒ
기생충 유무 검사	寄生虫检查	jì shēng chóng jiǎn chá
혈관조영검사	血管造影检查	xuè guǎn zào yǐng jiǎn chá
대동맥조영검사	大动脉造影检查	dà dòng mài zào yǐng jiǎn chá
검사 처방	检查处方	jiǎn chá chǔ fāng
담즙검사	胆汁检查	dǎn zhī jiǎn chá
혈액 검사	验血	yàn xiě
혈액	血液	xuè yè
혈압	血压	xuè yā
혈액 단백질	血液蛋白质	xuè yè dàn bái zhì
혈당	血糖	xuè táng
심전도	心电图	xīn diàn tú
심전도검사	心电图检查	xīn diàn tú jiǎn chá
가래, 객담검사	痰检	tán jiǎn
대변검사	大便检查	dà biàn jiǎn chá
검사 처방을 내리다	开检查的处方	kāi jiǎn chá de chǔ fāng
위액	胃液	wèi yè
일반임상 혈액검사	常规验血	cháng guī yàn xiě
연구실	研究室	yán jiū shì
연구검사	研究检查	yán jiū jiǎn chá
검사하다	检查	jiǎn chá
혈압을 재다	测血压、量血压	cè xuè yā, liàng xuè yā
X-ray검사	X光检查	X guāng jiǎn chá

현미경	显微镜	xiǎn wēi jìng
세균배양검사	细菌培养检查	xì jūn péi yǎng jiǎn chá
X-ray실	X光室	X guāng shì
반응	反应	fǎn yīng
재진	复诊	fù zhěn
X-ray사진	X光片	X guāng piàn
뼈 X-ray 사진 이상소견 유	骨头X光片有异常	gǔ tóu X guāng piàn yǒu yì cháng
관절 X-ray 사진 이상소견 무	关节X光片无异常	guān jiē X guāng piàn wú yì cháng
심장 X-ray사진 이상 소견 유	心脏X光片有异常	xīn zàng X guāng piàn yǒu yì cháng
위 X-ray사진 이상소견무	胃X光片无异常	wèi X guāng piàn wú yì cháng
X-ray 사진상 까맣게 보이는 부분	X光片上的黑色阴影部分	X guāng piàn shàng de hēi sè yīn yǐng bù fèn
횡격막 X-ray사진 정상	横膈膜X光片正常	héng gé mó X guāng piàn zhèng cháng
횡격막 X-ray사진 비정상	横膈膜X光片异常	héng gé mó X guāng piàn yì cháng
자궁경부암 검사(smear test)	宫颈涂片检查	gōng jǐng tú piàn jiǎn chá
열	发烧	fā shāo
초음파	超声波	chāo shēng bō
요도X선 촬영법	尿道X线摄影技术	niào dào X xiàn shè yǐng jì shù
소변검사	尿检	niào jiǎn
정형외과용 신발 깔창	外科整形鞋垫	wài kē zhěng xíng xié diàn

꼭 기억해 두세요!

1. 두개골　颅骨 lú gǔ
2. 하악골, 아래턱뼈　下颌骨 xià hé gǔ
3. 쇄골　锁骨 suǒ gǔ
4. 견갑골, 어깨뼈　肩胛骨 jiān jiǎ gǔ
5. 흉골, 가슴뼈　胸骨 xiōng gǔ
6. 늑골, 갈비뼈　肋骨 lèi gǔ
7. 경추　颈椎 jǐng zhuī
8. 흉추　胸椎 xiōng zhuī
9. 요추　腰椎 yāo zhuī
10. 저추, 엉치뼈　骶椎 dǐ zhuī
11. 미추, 꼬리뼈　尾椎 wěi zhuī
12. 관골, 골반뼈　髋骨 kuān gǔ
13. 완골, 손목뼈　腕骨 wàn gǔ
14. 손가락뼈　指骨 zhǐ gǔ
15. 대퇴골　股骨 gǔ gǔ
16. 슬개골, 무릎뼈　髌骨 bìn gǔ
17. 경골, 정강이뼈　胫骨 jìng gǔ
18. 비골, 종아리뼈　腓骨 féigǔ
19. 부골, 발목뼈　跗骨 fū gǔ
20. 발가락뼈　趾骨 zhǐ gǔ

3 피부과 진료

상황1

의사 어디가 불편하신가요?

통역

환자 皮肤痛。

통역

의사 건성피부인가요?

통역

환자 是干性皮肤。

통역

의사 피부낙설이 있어요.

통역

환자 皮肤痒。

통역

의사 피부에 발진이 있으세요?

통역

환자 脸上老长痘痘。

통역

의사 처음에 먼저 가려웠나요? 아니면 여드름이 먼저 났나요?

통역

환자 肤色开始变红，然后就越来越痒了。

통역

환자 能给我开个止痒药膏吗?

통역

연습문제

보기 피부에 발진이 있으세요? ➡ 请问皮肤起疹子了吗?

1. 건성 피부인가요? ➡ (干性皮肤) ____________________

2. 민감성 피부인가요? ➡ (敏感性皮肤) ____________________

3. 피부가 붉어졌나요? ➡ (肤色变红) ____________________

4. 피부가 아픈가요? ➡ (皮肤痛) ____________________

5. 피부가 가려운가요? ➡ (皮肤痒) ____________________

자신의 통역을 확인해보세요.

의사: 어디가 불편하신가요?
통역: 您哪里不舒服?

환자: 皮肤痛。
통역: 피부가 아픕니다.

의사: 건성피부인가요?
통역: 您是干性皮肤吗?

환자: 是干性皮肤。
통역: 건성피부입니다.

의사: 피부낙설이 있어요.
통역: 身上起皮屑。

환자: 皮肤痒。
통역: 피부가 가렵습니다.

의사: 피부에 발진이 있으세요?
통역: 皮肤起疹子吗?

환자: 脸上老长痘痘。
통역: 얼굴에 항상 여드름이 납니다.

의사: 처음에 먼저 가려웠나요? 아니면 여드름이 먼저 났나요?
통역: 从一开始就有瘙痒的感觉吗?

환자: 肤色开始变红，然后就越来越痒了。
통역: 처음에 피부가 붉어졌고 그다음에 가렵기 시작했습니다.

환자: 能给我开个止痒药膏吗?
통역: 가려움증 해소 연고를 처방해 줄 수 있으세요?

상황2

의사 어디가 불편하신가요?

통역

환자 我担心身上起疹子。

통역

의사 발진이 계절과 관계가 있나요?

통역

환자 不是。

통역

의사 어디에 처음 생겼나요?

통역

환자 刚开始是在脸上起疹子。

통역

의사 피부가 가려운 느낌이 있으세요?

통역

환자 起疹子的部位很痒。

통역

의사 이 발진이 왜 생겼다고 생각하시나요?

통역

환자 吃药后身上起疹子。

통역

의사 이런 피부발진이 이전에도 있었나요?

통역

환자 有。

통역

의사 몇 번이나 그랬나요?

통역

연습문제

보기 발진이 어디에 생겼나요? ➡ 请问在哪个部位起疹子?

1. 어디가 가려운가요? ➡ (哪个部位 / 瘙痒) ________________

2. 어디가 아픈가요? ➡ (哪个部位 / 痛) ________________

3. 어디에 여드름이 났나요? ➡ (哪个部位 / 长痘痘) ________________

4. 여름에도 발진이 났나요? ➡ (夏天 / 起疹子) ________________

5. 어디에 피부낙설이 있으세요? ➡ (哪个部位 / 皮屑) ________________

자신의 통역을 확인해보세요.

의사: 어디가 불편하신가요?
통역: 您哪里不舒服?

환자: 我担心身上起疹子。
통역: 발진이 걱정됩니다.

의사: 발진이 계절과 관계가 있나요?
통역: 身上起疹子与季节有关吗?

환자: 不是。
통역: 아니요.

의사: 어디에 처음 생겼나요?
통역: 刚开始在哪个部位起疹子?

환자: 刚开始是在脸上起疹子。
통역: 얼굴에 처음 발진이 생겼습니다.

의사: 피부가 가려운 느낌이 있으세요?
통역: 皮肤有瘙痒的感觉吗?

환자: 起疹子的部位很痒。
통역: 발진부위가 가렵습니다.

의사: 이 발진이 왜 생겼다고 생각하시나요?
통역: 您觉得起疹子是什么原因?

환자: 吃药后身上起疹子。
통역: 약 복용 후 발진이 생겼습니다.

의사: 이런 피부발진이 이전에도 있었나요?
통역: 您以前也有过这种皮疹吗?

환자: 有。
통역: 네.

의사: 몇 번이나 그랬나요?
통역: 有过几次?

상황3

의사 어디가 불편한가요?

통역 ______________________________

환자 脸上有很多黑头。

통역 ______________________________

의사 지성피부인가요?

통역 ______________________________

환자 对，是油性皮肤。

통역 ______________________________

의사 피부 스케일링을 해야 합니다.

통역 ______________________________

환자 能去除黑头吗?

통역 ______________________________

연습문제

정확한 뜻과 연결하세요.

1. 블랙헤드	皮屑
2. 땀띠	疹子
3. 반점	痱子
4. 발진	斑点
5. 피부낙설	黑头

자신의 통역을 확인해보세요.

의사: 어디가 불편한가요?
통역: 您哪里不舒服?

환자: 脸上有很多黑头。
통역: 얼굴에 블랙헤드가 많습니다.

의사: 지성피부인가요?
통역: 是油性皮肤吗?

환자: 对，是油性皮肤。
통역: 네. 지성피부입니다.

의사: 피부 스케일링을 해야 합니다.
통역: 您的皮肤需要去角质。

환자: 能去除黑头吗?
통역: 블랙헤드를 없앨 수 없나요?

상황4

의사 발진이 있으세요?

통역

환자 没有。

통역

환자 是敏感性皮肤。

통역

의사 피부색은 정상입니다.

통역

의사 피부낙설이 있습니다.

통역

환자 能给我开个效果好的药吗?

통역

연습문제

보기 약을 처방하다 → 开药

1. 진료를 예약하다. → ____________________

2. 연고를 처방하다. → ____________________

3. 연고를 바르다. → ____________________

4. 약을 복용하다. → ____________________

5. 검사를 받다. → ____________________

자신의 통역을 확인해보세요.

의사: 발진이 있으세요?
통역: 身上起疹子吗?

환자: 没有。
통역: 아니요.

환자: 是敏感性皮肤。
통역: 민감성 피부입니다.

의사: 피부색은 정상입니다.
통역: 肤色正常。

의사: 피부낙설이 있습니다.
통역: 有皮屑。

환자: 能给我开个效果好的药吗?
통역: 이에 대한 약을 처방해 줄 수 있으세요?

피부과 진료 상황에서 의사가 자주 사용하는 질문 및 표현

건성피부인가요?	您是干性皮肤吗?
지성피부인가요?	您是油性皮肤吗?
민감성피부인가요?	您是敏感性皮肤吗?
거친 피부인가요?	您的皮肤粗糙吗?
부드러운 피부인가요?	您的皮肤柔软吗?
피부에 가려운 느낌이 있으세요?	皮肤瘙痒吗?
피부에 타는듯한 느낌이 있으세요?	皮肤有火辣辣的感觉吗?
피부에 당기는 느낌이 있으세요?	皮肤有紧绷的感觉吗?
피부에 아픈 느낌이 있으세요?	皮肤有疼痛感吗?
피부에 발진이 있으세요?	皮肤起疹子吗?
언제 발진이 생겼나요?	什么时候出现了疹子?
언제 수포가 생겼나요?	什么时候出现了水泡疹?
언제 반점이 생겼나요?	什么时候出现了斑点?
발진이 왜 생겼다고 생각하시나요?	您觉得起疹子是什么原因?
약 복용 후 발진이 생겼나요?	服用药物后起疹子了吗?
약 복용 후 발진이 생겼나요?	摄入特定的食物后起疹子了吗?
화장품을 바르고 난 후 발진이 생겼나요?	抹完化妆品后起疹子了吗?
클렌징 후 발진이 생겼나요?	卸妆后起疹子了吗?
처음에 뭐가 먼저 생겼나요? 발적인가요?	刚开始出现的是什么?是红肿吗?
처음에 뭐가 먼저 생겼나요? 수포인가요?	刚开始出现的是什么?是水泡疹吗?
처음에 뭐가 먼저 생겼나요? 반점인가요?	刚开始出现的是什么?是斑点吗?
이런 발진이 이전에도 있었나요?	以前也起过这种疹子吗?
몇 번이나 그랬나요?	起过几次?
이 발진이 계절과 관계있나요?	起疹子与季节有关吗?
발진이 저절로 없어졌나요?	疹子是自己下去的吗?
발진이 치료를 받고 없어졌나요?	疹子是在接受治疗后下去的吗?

발진이 밤에 더 심해지나요?	一到晚上疹子就起得更厉害吗?
발진이 밤에 더 생기나요?	一到晚上疹子就起得更多吗?
처음 발진이 생긴 부위가 어디죠?	刚开始在哪个部位起疹子?
피부색은 정상입니다.	肤色正常。
부종현상이 보입니다.	可以观察到浮肿现象。
피부 균열 현상이 보입니다.	可以观察到龟裂现象。
피부 위축 현상이 보입니다.	可以观察到萎缩现象。
피부에 쉽게 주름이 잡힙니까?	皮肤容易起皱吗?
피부에 주름이 쉽게 잡히지 않습니다.	皮肤不容易起皱。
피부가 부드럽습니다.	皮肤很柔软。
피부톤이 밝습니다.	肤色很亮。
피부톤이 붉은색을 띱니다.	肤色呈亮红色。
피부가 당깁니다.	皮肤发紧。

피부과 진료 상황에서 환자의 증상 호소 표현

이 발진 때문에 걱정스럽습니다.	这些疹子让我感到很不安。
발진부위가 가렵습니다.	起疹子的地方很痒。
저는 건성피부입니다.	我是干性皮肤。
저는 지성피부입니다.	我是油性皮肤。
저는 민감성피부입니다.	我是敏感性皮肤。
제 피부가 거칩니다.	我的皮肤有点粗糙。
제 피부가 부드럽습니다.	我的皮肤很柔软。
피부에 발진이 있어요.	皮肤起疹子。
약 복용 후 발진이 생겼습니다.	吃药后身上起了疹子。
피부가 가렵습니다.	皮肤痒。
피부가 아픕니다.	皮肤痛。
발진이 계절과 관계가 있습니다.	起疹子与季节有关。
처음에 얼굴이 붉어지는 발적현상이 있었구요.	刚开始脸上出现了红肿现象。
그 후에 가렵기 시작했습니다.	后来变得越来越痒。
발진은 저절로 없어졌습니다.	疹子自然消失了。
가려움증 해소 연고를 처방해 주시겠어요?	能给我开个止痒药膏吗?
얼굴에 항상 여드름이 납니다.	脸上老长痘痘。
여드름에 대한 약을 처방해 줄 수 있으세요?	能给我开个去痘的药吗?
피부 낙설이 있어요.	身上起皮屑。

알아두면 유익한 피부과 용어

찰과상	擦伤	cā shāng
아토피성 피부	异位性皮炎	yì wèi xìng pí yán
알레르기 피부질환	过敏性皮肤病	guò mǐn xìng pí fū bìng
위축성 피부	皮肤萎缩	pí fū wěi suō
점	痣	zhì
블랙헤드	黑头	hēi tóu
환한 피부	肤色亮	fū sè liàng
수포	水泡	shuǐ pào
피부표면	皮肤表面	pí fū biǎo miàn
피부부종	皮肤水肿	pí fū shuǐ zhǒng
대리석피부	大理石色皮肤	dà lǐ shí sè pí fū
민감성피부	敏感性皮肤	mǐn gǎn xìng pí fū
피부염	皮炎	pí yán
피부과	皮肤科	pí fū kē
피부분절	皮肤龟裂	pí fū guī liè
피부낙설	皮屑	pí xiè
건성피부	干性皮肤	gān xìng pí fū
습진	湿疹	shī zhěn
표피	表皮	biǎo pí
발진	起疹子	qǐ zhěn zi
피부곰팡이병	真菌性皮肤病	zhēn jūn xìng pí fū bìng
촉촉한 피부	皮肤湿润	pí fū shī rùn
염증이 생긴 피부	皮肤有炎症	pí fū yǒu yán zhèng
가려움	瘙痒	sào yǎng
탄력이 없는 피부	没有弹性的皮肤	méi yǒu tán xìng de pí fū
반점	斑点	bān diǎn

땀띠	痱子	fèi zi
신경피부염	神经性皮炎	shén jīng xìng pí yán
지성피부	油性皮肤	yóu xìng pí fū
창백한 피부	皮肤苍白	pí fū cāng bái
건선	牛皮癣	niú pí xuǎn
흉터	伤痕，瘢痕	shāng hén, bān hén
긁다	抓	zhuā
지루	皮脂溢出	pí zhī yì chū
부드러운 피부	皮肤柔软	pí fū róu ruǎn
피부	皮肤	pí fū
피부질환	皮肤病	pí fū bìng
피부 스케일링	焕肤、去角质	huàn fū, qù jiǎo zhì
피부색소침착	皮肤色素沉着	pí fū sè sù chén zhuó
피부종양	皮肤肿瘤	pí fū zhǒng liú
건조한 피부	皮肤干燥	pí fū gān zào
피부손상	皮肤损伤	pí fū sǔn shāng
피부구조	皮肤结构	pí fū jié gòu
블랙헤드제거	去除黑头	qù chú hēi tóu
두드러기	风疹	fēng zhěn
종두성 습진	种痘性湿疹	zhòng dòu xìng shī zhěn
바이러스성 피부질환	病毒性皮肤病	bìng dú xìng pí fū bìng
사마귀	疣	yóu
피부가 갈라짐	皮肤龟裂	pí fū guī liè
물집, 수포	水泡	shuǐ pào

4 성형외과 진료

상황1

환자 大夫，双眼皮手术怎么做?

통역

의사 쌍꺼풀 수술 중 매몰법은 비교적 간편한 수술입니다.

통역

의사 매몰법은 주로 10-20대가 가장 많이 합니다.

통역

환자 埋线法手术的优点是什么?

통역

의사 작게 절개하기 때문에 흉터가 거의 없고 피가 적게 납니다.

통역

의사 그러나 단점은 수술 후 절개법 보다 잘 풀릴 수 있다는 것입니다.

통역

환자 请问切割法是什么样的手术?

통역

의사 다양한 쌍커풀을 만들 수 있고, 지방과 처진 눈꺼풀을 제거할 수 있습니다.

통역

의사 수술 후 흉이 약간 남을 수 있다는 단점이 있습니다

통역

환자 我可以做埋线法的手术吗?

통역

의사 환자분은 눈꺼풀이 약간 두꺼우니 부분절개법이 더 적합합니다.

통역

환자 部分切割法是什么样的手术法?

통역

의사 이 방법의 장점은 절개법보다 절개선이 작아서 회복이 빠릅니다.

통역

의사 수술 후, 절개법과 마찬가지로 쉽게 풀리지 않습니다.

통역

연습문제

보기 항생제를 주사합니다. ➡ 将注射抗生素。

1. 필러를 주사합니다 ➡ (填充物) ______

2. 콜라겐을 주사합니다 ➡ (胶原蛋白) ______

3. 보톡스를 주사합니다 ➡ (肉毒素) ______

4. 하이루론산을 주사합니다 ➡ (玻尿酸) ______

자신의 통역을 확인해보세요.

환자: 大夫，双眼皮手术怎么做?
통역: 의사선생님, 쌍꺼풀 수술은 어떻게 하죠?

의사: 쌍꺼풀 수술 중 매몰법은 비교적 간편한 수술입니다.
통역: 双眼皮手术中埋线法手术比较简便。

의사: 매몰법은 주로 10-20대가 가장 많이 합니다.
통역: 埋线法主要适合于10岁20岁年龄段的人。

환자: 埋线法手术的优点是什么?
통역: 매몰법의 장점은 무엇입니까?

의사: 작게 절개하기 때문에 흉터가 거의 없고 피가 적게 납니다.
통역: 切口开得小，所以不留疤痕，流血少。

의사: 그러나 단점은 수술 후 절개법 보다 잘 풀릴 수 있다는 것입니다.
통역: 但缺点是比起切割法术后容易开线。

환자: 절개법은 어떤 수술인가요?
통역: 请问切割法是什么样的手术?

의사: 다양한 쌍커풀을 만들 수 있고, 지방과 처진 눈꺼풀을 제거할 수 있습니다.

통역: 可以做不同的双眼皮，并可以切除脂肪和下垂的皮肤。

의사: 수술 후 흉이 약간 남을 수 있다는 단점이 있습니다.

통역: 但它的缺点是术后会留下一点疤痕。

환자: 我可以做埋线法的手术吗?

통역: 매몰법 수술을 할 수 있을까요?

의사: 환자분은 눈꺼풀이 약간 두꺼우니 부분절개법이 더 적합합니다.

통역: 您眼皮有点厚, 比较适合做部分切开术。

환자: 部分切割法是什么样的手术法?

통역: 부분절개법은 어떤 방법인가요?

의사: 이 방법의 장점은 절개법보다 절개선이 작아서 회복이 빠릅니다.

통역: 这方法的优点是比切割法切开的部位小, 所以恢复很快。

의사: 수술 후, 절개법과 마찬가지로 쉽게 풀리지 않습니다.

통역: 手术后, 像切割法一样不容易开线。

상황2

환자 我鼻梁扁平，想做隆鼻手术。

통역

의사 코뼈가 기본적으로 자리잡으면 코 성형을 할 수 있습니다.

통역

환자 隆鼻手术怎么进行?

통역

의사 코 성형은 코뼈와 콧등의 연골조직 사이에서 이루어집니다.

통역

환자 会不会有排异反应?

통역

의사 자신의 연골을 사용하기 때문에 거부반응이 없습니다.

통역

의사 이식 후 연골과 코뼈가 자연스럽게 융합됩니다.

통역

환자 会不会有透光的问题?

통역

의사 투광 문제없이 이식 후 코뼈와 완벽하게 친화됩니다.

통역

환자 手术后，假体会不会下移?

통역

의사 코 성형 후 보형물이 처지는 문제가 생기지 않을거에요.

통역

환자 隆鼻时切口处在哪儿?

통역

의사 콧구멍 내부에 절개합니다.

통역

환자 手术后，恢复需要多长时间?

통역

의사 봉합부터 실밥 제거까지 1주일 정도 걸립니다.

통역

의사 수술 후 다음 날부터 붓거나 멍이 들 수 있습니다.

통역

의사 얼음 찜질로 부기를 가라앉히세요.

통역

연습문제

정확한 뜻과 연결하세요.

1. 보형물	硅胶
2. 실리콘	假体
3. 자가연골	注射隆鼻
4. 거부반응	排异反应
5. 코 필러	自体耳软骨

자신의 통역을 확인해보세요.

환자: 我的鼻梁扁平，想做隆鼻手术。
통역: 제 코가 납작해서 코 성형을 하고 싶은데요.

의사: 코뼈가 기본적으로 자리잡으면 코 성형을 할 수 있습니다.
통역: 鼻骨发育基本定型，就可以进行隆鼻手术。

환자: 隆鼻手术怎么进行?
통역: 코 성형은 어떻게 진행되나요?

의사: 코 성형은 코뼈와 콧등의 연골조직 사이에서 이루어집니다.
통역: 隆鼻手术是在鼻骨与鼻背软骨组织之间进行。

환자: 会不会有排异反应?
통역: 거부반응이 없을까요?

의사: 자신의 연골을 사용하기 때문에 거부반응이 없습니다.
통역: 因使用自体耳软骨，没有排异反应。

의사: 이식 후 연골과 코뼈가 자연스럽게 융합됩니다.
통역: 移植后软骨与鼻骨融为一体。

환자: 会不会有透光的问题?
통역: 빛에 비쳐보이는 문제가 없나요?

의사: 투광 문제없이 이식 후 코뼈와 완벽하게 친화됩니다.
통역: 没有透光，植入后能与鼻骨完美融合。

환자: 手术后，假体会不会下移?
통역: 수술 후 보형물 처지지 않을까요?

의사: 코 성형 후 보형물이 처지는 문제가 생기지 않을거에요.
통역: 不会发生隆鼻后假体下移的问题。

환자: 隆鼻时切口处在哪儿?
통역: 코 성형시 절개부위는 어디인가요?

의사: 콧구멍 내부에 절개합니다.
통역: 切口在鼻孔内侧。

환자: 手术后，恢复需要多长时间?
통역: 수술 후 회복까지 얼마나 걸립니까?

의사: 봉합부터 실밥 제거까지 1주일 정도 걸립니다.
통역: 缝合到拆线，大约需要一个礼拜。

의사: 수술 후 다음 날부터 붓거나 멍이 들 수 있습니다.
통역: 隆鼻完后隔天会开始肿胀和淤青。

의사: 얼음 찜질로 부기를 가라앉히세요.
통역: 做冰敷来消肿。

상황3

의사 안녕하세요, 지방흡입을 하고 싶으시다고요.

통역

환자 我腹部沉积了过多的脂肪。

통역

의사 복부는 지방이 가장 쉽게 축적되는 부분 중 하나죠.

통역

환자 一次性吸脂可以吗?

통역

의사 적은 양을 여러 번에 걸쳐 흡입하셔야 해요.

통역

의사 지방 흡입 부위가 적으면 상처도 작고 회복도 빠르죠.

통역

환자 吸脂手术是怎么进行?

통역

의사 지방흡입할 부위에 리도카인 염수를 다량으로 주입합니다.

통역

의사 염수는 지방이 스스로 분열되고 용해되도록 합니다.

통역

의사 마지막으로 작은 절개부위에 음압 진공흡입기를 연결하여 지방을 흡입해냅니다.

통역

환자 那么，像我要吸多少次?

통역

의사 일반적으로 약 2~3번 정도의 수술을 합니다.

통역

환자 术后会出现什么样的症状?

통역

의사 어혈, 붓기, 피부 무감각, 바이오 본드 같은 증상이 나타날 수 있습니다.

통역

환자 吸脂后皮肤会松弛吗?

통역

의사 수술 후 피부가 눈에 띄게 처지지는 않습니다.

통역

의사 지방 흡입 후 피부 스스로 수축될 거예요.

통역 ______________________________

연습문제

보기 복대를 착용합니다 ➡ 穿上腹带。

1. 리도카인 염수를 주입합니다 ➡ (利多卡因) ______________________
2. 지방을 흡입합니다 ➡ (脂肪) ______________________
3. 진공흡입기를 연결합니다 ➡ (真空吸引器) ______________________
4. 비만체형을 개선합니다 ➡ (肥胖体型) ______________________
5. 바이오 본드가 생겼어요 ➡ (皮肤硬结) ______________________

자신의 통역을 확인해보세요.

의사: 안녕하세요, 지방흡입을 하고 싶으시다고요.
통역: 您好，您是想吸脂。

환자: 我腹部沉积了过多的脂肪。
통역: 제 복부에 지방이 너무 많이 쌓여 있어서요.

의사: 복부는 지방이 가장 쉽게 축적되는 부분 중 하나죠.
통역: 腹部是人体最容易发生脂肪堆积的部位之一。

환자: 一次性吸脂可以吗?
통역: 지방흡입술을 한번만 받으면 되는 건가요?

의사: 적은 양을 여러 번에 걸쳐 흡입하셔야 해요.
통역: 吸脂应遵循少量多次的原则。

의사: 지방 흡입 부위가 적으면 상처도 작고 회복도 빠르죠.
통역: 如果抽吸部位少的话，创伤就会小，恢复快，痛苦也少。

환자: 吸脂手术是怎么进行?
통역: 지방흡입술은 어떻게 하시나요?

의사: 지방흡입할 부위에 리도카인 염수를 다량으로 주입합니다.
통역: 向吸脂部位注射大量的利多卡因盐水。

의사: 염수는 지방이 스스로 분열되고 용해되도록 합니다.
통역: 盐水使脂肪细胞自行破裂溶解。

의사: 마지막으로 작은 절개부위에 음압 진공흡입기를 연결하여 지방을 흡입해냅니다.
통역: 最后通过的小切口连接负压真空吸引器吸出脂肪。

환자: 那么，像我要吸多少次?
통역: 그럼, 저 같은 경우 몇 번에 걸쳐 해야 할까요?

의사: 일반적으로 약 2~3번 정도의 수술을 합니다.
통역: 一般来说，大概需要两三次。

환자: 术后会出现什么样的症状?
통역: 수술 후 어떤 증상이 나타날 수 있나요?

의사: 어혈, 붓기, 피부 무감각, 바이오 본드 같은 증상이 나타날 수 있습니다.
통역: 会出现如淤血、水肿、皮肤麻木、皮下硬结等症状。

환자: 吸脂后皮肤会松弛吗?
통역: 지방 흡입 후 피부가 처지나요?

의사: 수술 후 피부가 눈에 띄게 처지지는 않습니다.
통역: 吸脂手术以后皮肤不会明显松弛。

의사: 지방 흡입 후 피부 스스로 수축될 거예요.
통역: 吸脂后也会有收紧作用。

성형외과 진료 상황에서 의사가 자주 사용하는 질문 및 표현

가장 보편화된 수술은 쌍꺼풀 수술입니다.	最普遍的整容手术是双眼皮手术。
매몰법은 수술이 간단합니다.	埋线法手术法很简便。
부종이 거의 없어요.	几乎没有浮肿。
흉터가 거의 없어요.	几乎没有疤痕。
눈꺼풀이 얇은 젊은 사람에게 적합합니다.	适合眼皮较薄的年轻人。
절개법은 영구적인 쌍거풀 수술입니다.	切开法是一种永久性的重睑术。
눈꺼풀을 절개합니다.	切开眼皮。
지방을 제거합니다.	去除脂肪。
피부와 근육을 연결해줍니다.	连接皮肤和肌肉。
눈꺼풀 두꺼운 사람이 매몰법하면 쉽게풀려요.	眼皮厚的人用埋线法，就很容易开线。
붓기가 가라 앉는데 시간이 걸립니다.	消肿时间长。
상처에 흉터가 남습니다.	伤口会留下疤痕。
매몰법은 절개법에 비해 부종이 적습니다.	埋线法比起切开法浮肿少。
수술 후 바로 다음날 치료를 받으세요.	手术后第二天要来院复诊。
2~3일 마다 치료를 받아야 합니다.	以后每隔两三天要来院治疗。
수술 후에는 많이 부어요.	手术后会有很多肿胀。
수술직후에 얼음찜질을 하는 것이 좋습니다.	术后做冷敷有效果。
수술 전날은 충분한 수면을 취하도록 하세요.	手术前一天睡眠要充足。
손상된 콧대나 납작한 코에 수술할 수 있습니다.	鼻梁损伤、鼻梁扁平时可以接受手术。
콧날이 너무 높거나 코가 휘었을 때 수술할 수 있어요.	鼻梁过高或者鼻子歪斜时也可以接受手术。
코뼈와 콧등의 연골조직 사이에서 이뤄집니다.	在鼻骨与鼻背软骨组织之间进行。
자가 연골은 거부반응이 없습니다.	自体耳软骨没有排异反应。
연골과 코뼈가 융합됩니다.	移植后软骨与鼻骨融为一体。
알레르기가 없습니다.	无过敏。

투명하게 비치지 않습니다.	不透光。
보형물처짐 문제가 나타나지 않습니다.	不会发生假体下移的问题。
비염에 영향을 끼치지 않습니다.	不会影响鼻炎。
코 막힘에 영향을 끼치지 않습니다.	不会影响鼻塞。
콧물흐름에 영향을 끼치지 않습니다.	不会影响流鼻涕。
후각기능에 영향을 미치지 않습니다.	不会影响嗅觉改变。
비강의 생리기능에 영향을 미치지 않습니다.	不会影响鼻腔的生理功能。
콧구멍 내부에 절개를 합니다.	切口处在鼻孔内侧。
봉합부터 실밥 제거까지 약 1주일 걸립니다.	缝合到拆线，大约需要一个礼拜。
수술 다음 날부터 부을 수 있습니다.	术后第二天会开始肿胀。
수술 다음 날부터 멍 들 수 있습니다.	术后第二天会开始淤青。
얼음 찜질로 부기를 가라앉히세요.	做冰敷来消肿。
수술 부위에 이물감이 느껴집니까?	手术部位有异物感吗?
마취 부작용을 경험한 적 있습니까?	过去有过麻醉副作用吗?
지혈하는 데 어려움이 있는 체질입니까?	您的体质是否难以止血?
만성질환을 앓고 계십니까?	您患有慢性疾病吗?
수술 부위를 문지르지 마세요.	不要揉手术部位。
수술 후 일 주일 간 안경을 쓰지 마세요.	手术后的一周不要戴眼镜。
수술 후 엎드린 자세를 취하지 마세요.	手术后不要趴着。
지방이 쉽게 축적되는 부분 중 하나죠.	容易发生脂肪堆积的部位之一。
적은 양을 여러 번에 걸쳐 흡입하셔야 해요.	吸脂应少量多次。
지방 흡입 부위가 적으면 상처가 적습니다.	如果抽吸部位少的话，创伤就会小。
지방 흡입 부위가 적으면 회복이 빠르죠.	如果抽吸部位少的话，恢复就会快。
지방흡입할 부위에 리도카인 염수를 다량으로 주입합니다.	向吸脂部位注射大量的利多卡因盐水。
지방이 스스로 분열되고 용해되도록 합니다.	使脂肪细胞自行破裂溶解。
작은 절개부위에 음압 진공흡입기를 연결합니다.	小切口连接负压真空吸引器。

음압 진공흡입기로 지방을 빼냅니다.	用负压真空吸引器吸出脂肪。
약 2~3번 정도 해야합니다.	大概需要两三次。
어혈 증상이 나타날 수 있습니다.	会出现淤血症状。
붓기 증상이 나타날 수 있습니다.	会出现水肿症状。
피부마비 증상이 나타날 수 있습니다.	会出现皮肤麻木症状。
바이오본드 증상이 나타날 수 있습니다.	会出现皮下硬结症状。
수술 후 피부가 눈에 띄게 처지지 않습니다.	手后皮肤不会明显松弛。

성형외과 진료 상황에서 환자의 증상 호소 표현

예쁘게 해주세요	请您给我做漂亮一点。
눈 꺼풀이 쳐저서 시야를 가려요.	眼皮下垂，总是看不清楚。
보톡스를 맞고 싶어요.	想注射肉毒素。
제 눈이 짝짝이에요.	我的眼睛不对称。
눈꼬리가 쳐져서 졸린 듯하게 보여요.	眼尾下垂，看起来打盹儿儿样子。
눈 밑 지방이 나이 들게 보여요.	眼袋让我看起来上了年纪。
흉터를 없앨 수 있으세요?	能不能消除瘢痕?
다크서클이 심한 데 없앨 수 있을까요?	我黑眼圈很重，能消除吗?
입술을 도톰하게 할 수 있을까요?	能不能让嘴唇变厚点?
수술 후에 많이 붓나요?	手术后会有很多肿胀吗?
수술 전에 뭘 주의해야 하나요?	手术前要注意些什么呢?
언제 쌍꺼풀 수술을 할 수 있지요?	什么时候可以做双眼皮手术?
상처부위에 멍이 생기면 어떻게 하지요?	如果伤口出现淤血怎么办?
눈 근육 강화 운동은 어떻게 하나요?	加强眼部肌肉运动怎么做?
코 성형을 하고 싶은데요.	我想做隆鼻手术。
제 코가 납작합니다.	我的鼻梁扁平了。

저의 콧날이 너무 높습니다.	我的鼻梁过高了。
제 코가 휘었습니다.	我的鼻子歪斜了。
저의 콧대가 손상되었습니다.	我的鼻梁损伤了。
자가 연골은 거부반응이 없나요?	自体耳软骨没有排异反应吗?
이식 한 연골은 코뼈가 융합되나요?	移植后的软骨与鼻骨融为一体吗?
투광 문제는 없을까요?	会不会有透光问题?
보형물처짐 문제가 나타나지 않을까요?	会不会发生隆鼻后假体下移的问题?
비강의 생리적 기능에 영향을 미치지 않을까요?	隆鼻术会不会影响鼻腔的生理功能?
절개부위는 어디인가요?	切口处在哪儿?
사각턱을 교정할 수 있나요?	方颌能矫正吗?
광대뼈를 축소할 수 있나요?	颧骨能矫正吗?
종아리를 날씬하게 만들 수 있을까요?	小腿能减缩吗?
시술 후 붓거나 멍이 들 수 있나요?	手术后会有肿胀和淤青吗?
제 메부리 코가 고민이에요.	我不喜欢鹰钩鼻。
제 들창코가 고민이에요.	我不喜欢朝天鼻。
제 화살코가 고민이에요.	我不喜欢箭头鼻。
제 복부에 지방이 너무 많이 쌓여 있어서요.	我腹部沉积了过多的脂肪。
지방흡입술을 한번만 받으면 되는 건가요?	一次性吸脂可以吗?
지방흡입하는 부위가 많은 가요?	吸脂的部位很多吗?
지방흡입술은 어떻게 진행하시나요?	吸脂手术是怎么进行?
리도카인 염수는 어떤 작용을 하나요?	利多卡因盐水起到什么作用?
저 같은 사람은 몇 번정도 지방흡입을 해야 하나요?	像我要吸脂多少次?
지방 흡입 후 피부가 처지나요?	吸脂后皮肤会松弛吗?

알아두면 유익한 성형외과 단어

눈꺼풀	眼皮	yǎn pí
눈밑 지방	眼袋	yǎn dài
흉터	瘢痕、疤痕	bān hén, bā hén
다크서클	黑眼圈儿	hēi yǎn quānr
스테로이드	类固醇	lèi gù chún
실밥을 제거하다	拆线	chāi xiàn
실밥이 풀리다	开线	kāi xiàn
눈뜨기 운동하다	做睁眼运动	zuò zhēng yǎn yùn dòng
얼음 찜질하다	做冰敷	zuò bīng fū
매몰법	埋线法	mái xiàn fǎ
절개법	切割法	qiē gē fǎ
부분절개법	部分切割法	bù fen qiē gē fǎ
눈꺼풀이 두껍다	眼皮厚	yǎn pí hòu
눈꺼풀이 얇다	眼皮薄	yǎn pí báo
지방을 제거하다	去除脂肪	qù chú zhī fáng
피부가 처지다	皮肤松弛	pí fū sōng chí
피부를 절개하다	切开皮肤	qiē kāi pí fū
부기, 부종	肿胀、浮肿	zhǒng zhàng , fú zhǒng
수술이 간편하다	手术简便	shǒu shù jiǎn biàn
흉터가 남다	留瘢痕	liú bān hén
거즈를 떼어내다	摘下纱布	zhāi xià shā bù
베개를 높게 베다	把枕头垫高	bǎ zhěn tóu diàn gāo
보형물	假体	jiǎ tǐ
실리콘	硅胶	guī jiāo
자가연골	自体耳软骨	zì tǐ ěr ruǎn gǔ
거부반응	排异反应	pái yì fǎn yīng

주름제거술	除皱术	chú zhòu shù
얼굴주름	面部皱纹	miàn bù zhòu wén
이마주름	额部皱纹	é bù zhòu wén
미간주름	眉间皱纹	méi jiān zhòu wén
목주름	颈部皱纹	jǐng bù zhòu wén
눈꼬리 주름	鱼尾纹	yú wěi wén
팔자주름	鼻唇沟	bí chún gōu
리프팅하다	上提	shàng tí
피부필링	皮肤剥落	pí fū bō luò
반창고	创口贴	chuāng kǒu tiē
미백	美白	měi bái
앤티 에이징	抗衰老	kàng shuāi lǎo
자외선	紫外线	zǐ wài xiàn
코 필러	注射隆鼻	zhù shè lóng bí
코수술	隆鼻	lóng bí
코끝	鼻头	bí tóu
콧날	鼻梁	bí liáng
코뼈	鼻骨	bí gǔ
콧망울	鼻翼	bí yì
콧등	鼻背	bí bèi
비강	鼻腔	bí qiāng
후각	嗅觉	xiù jué
코 구멍	鼻孔	bí kǒng
코 막힘	鼻塞	bí sāi
비염	鼻炎	bí yán
지방흡입	吸脂减肥、吸脂瘦身	xī zhī jiǎn féi, xī zhī shòu shēn
피하	皮下	pí xià

쌓여있다	堆积	duī jī
흡입하다	吸出	xī chū
음압흡인기	负压真空吸引器	fù yā zhēn kōng xī yǐn qì
옆구리	侧腰	cè yāo
둔부	臀部	tún bù
힙업시키다	提臀	tí tún
팽팽하다	紧绷	jǐn bēng
수축작용	收紧作用	shōu jǐn zuò yòng
적은 양을 여러 차례	少量多次	shǎo liàng duō cì
피부가 마취되다	皮肤麻木	pí fū má mù
피부 바이오본드	皮下硬结	pí xià yìng jié

5 신경내과 진료

상황1

의사 어디가 불편한가요?

통역

환자 经常头痛。

통역

의사 두통이 자주 있습니까?

통역

환자 是。

통역

의사 어느 부분에 심한 통증이 집중되나요?

통역

환자 太阳穴有严重的胀痛。

통역

의사 심하게 머리가 어지러웠던 적이 있으세요?

통역

환자 偶尔有过。

통역

의사 무엇과 연관이 있다고 보십니까?

통역

환자 我睡不着。

통역

의사 빨리 잠드는 편인가요?

통역

환자 我有失眠症。

통역

환자 我晚上吃安眠药。

통역

의사 고혈압이 있으세요?

통역

환자 有。

통역

연습문제

보기 머리가 아픕니다 ➡ 头部痛。

1. 뒤통수가 아픕니다 ➡ (后脑勺) ______________________
2. 눈가가 아픕니다 ➡ (眼部) ______________________
3. 머리 한쪽이 아픕니다 ➡ (大脑一侧) ______________________
4. 이마가 아픕니다 ➡ (额头) ______________________
5. 관자놀이가 아픕니다 ➡ (太阳穴) ______________________

자신의 통역을 확인해보세요.

의사: 어디가 불편한가요?
통역: 您哪里不舒服?

환자: 经常头痛。
통역: 두통이 종종 있습니다.

의사: 두통이 자주 있습니까?
통역: 您经常头痛吗?

환자: 是。
통역: 네.

의사: 어느 부분에 심한 통증이 집중되나요?
통역: 疼痛主要集中在哪个部位?

환자: 太阳穴有严重的胀痛。
통역: 관자놀이에 심한 통증이 있습니다.

의사: 심하게 머리가 어지러웠던 적이 있으세요?
통역: 以前有没有经历过严重的头晕现象?

환자:	偶尔有过。
통역:	네, 가끔이요.

의사:	무엇과 연관이 있다고 보십니까?
통역:	您觉得与什么有关?

환자:	我睡不着。
통역:	잠을 잘 이루지 못합니다.

의사:	빨리 잠드는 편인가요?
통역:	您能快速入睡吗?

환자:	我有失眠症。
통역:	불면증을 앓고 있습니다.

환자:	我晚上吃安眠药。
통역:	밤에 수면제를 복용합니다.

의사:	고혈압이 있으세요?
통역:	您有没有高血压?

환자:	有。
통역:	네.

상황2

의사 어디가 불편하신가요?

통역

환자 我整天头晕。

통역

의사 균형감각이 떨어진 적이 있습니까?

통역

환자 有过身体平衡感低下的感觉。

통역

의사 의식을 잃었었나요?

통역

환자 没有。

통역

환자 手抖。

통역

의사 눈을 감아보세요.

통역

의사 손을 앞으로 펴보세요.

통역

의사 검지를 코끝에 대보세요.

통역

환자 我不能把食指放在鼻尖上。

통역

연습문제

보기 눈을 감아 보세요. ➡ 请闭上眼睛。

1. 눈을 떠 보세요 ➡ (睁开 / 眼睛) ______
2. 손을 앞으로 펴보세요 ➡ (伸手) ______
3. 주먹을 쥐어 보세요 ➡ (握拳) ______
4. 머리를 앞으로 숙여 보세요 ➡ (低头) ______
5. 팔을 뻗어 보세요 ➡ (伸出胳膊) ______

자신의 통역을 확인해보세요.

의사: 어디가 불편하신가요?
통역: 您哪里不舒服?

환자: 我整天头晕。
통역: 하루 종일 머리가 어지럽습니다.

의사: 균형감각이 떨어진 적이 있습니까?
통역: 有没有感到过身体平衡感低下的感觉?

환자: 有过身体平衡感低下的感觉。
통역: 균형감각이 떨어진 적이 있습니다.

의사: 의식을 잃었었나요?
통역: 您失去过意识吗?

환자: 没有。
통역: 아니요.

환자: 手抖。
통역: 손이 떨립니다.

의사: 눈을 감아보세요.
통역: 请闭上眼睛。

의사: 손을 앞으로 펴보세요.
통역: 请向前伸手。

의사: 검지를 코끝에 대보세요.
통역: 请把食指放在鼻尖上。

환자: 我不能把食指放在鼻尖上。
통역: 검지로 코끝을 만질 수 없어요.

상황3

의사 어디가 불편하신가요?

통역

환자 头痛往往来的很突然。

통역

의사 두통이 어떤 식으로 있으세요?

통역

환자 头部有压迫感。

통역

의사 머리를 앞으로 숙여보세요.

통역

의사 어깨를 으쓱해보세요.

통역

의사 고혈압이 있으세요?

통역

환자 没有。

통역

연습문제

보기 어디가 불편하신가요? → 请问哪里不舒服?

1. 어디가 아픈가요? → (哪里 / 痛) ____________

2. 의식을 잃었었나요? → (失去 / 意识) ____________

3. 두통이 자주 있으세요? → (经常 / 头痛) ____________

4. 두통이 어떤 식으로 있으세요? → (具体 / 怎么疼) ____________

5. 심하게 어지러웠던 적이 있으세요? → (经历 / 严重的头晕现象) ____________

자신의 통역을 확인해보세요.

의사: 어디가 불편하신가요?
통역: 您哪里不舒服?

환자: 头痛往往来的很突然。
통역: 발작 같은 두통이 있습니다.

의사: 두통이 어떤 식으로 있으세요?
통역: 具体怎么疼呢?

환자: 头部有压迫感。
통역: 누르는 듯한 두통입니다.

의사: 머리를 앞으로 숙여보세요.
통역: 请低头。

의사: 어깨를 으쓱해보세요.
통역: 请您耸一耸肩。

의사: 고혈압이 있으세요?
통역: 您有没有高血压?

환자: 没有。
통역: 아니요.

상황4

의사 몸이 어떤가요?

통역

환자 头晕很厉害。

통역

의사 언제 처음 머리가 심하게 어지러웠나요?

통역

환자 从一个月前开始头晕很厉害。

통역

의사 의식을 잃었었나요?

통역

환자 我以前失去过意识。

통역

의사 두통이 있으세요?

통역

환자 经常偏头痛很厉害。

통역

환자 持续出现头痛。

통역

환자 我感觉大脑中脉搏在跳动。

통역

의사 불편한 곳이 또 있으세요?

통역

환자 胳膊没有力气。

통역

의사 언제부터 팔에 힘이 없었나요?

통역

환자 从一个月前开始没有力气。

통역

의사 어떻게 두통을 해소하셨나요?

통역

환자 吃过药后头痛消失了。

통역

연습문제

정확한 뜻과 연결하세요.

1. 어지럽다.	高血压
2. 의식을 잃었다.	偏头痛
3. 편두통	头晕
4. 고혈압	身体平衡感
5. 균형감각	失去过意识

자신의 통역을 확인해보세요.

의사: 몸이 어떤가요?
통역: 您感觉身体怎么样?

환자: 头晕很厉害。
통역: 머리가 많이 어지럽습니다.

의사: 언제 처음 머리가 심하게 어지러웠나요?
통역: 您是从什么时候开始头晕很厉害的?

환자: 从一个月前开始头晕很厉害。
통역: 한 달 전에 처음으로 머리가 많이 어지러웠습니다.

의사: 의식을 잃었었나요?
통역: 您失去过意识吗?

환자: 我以前失去过意识。
통역: 이전에 의식을 잃은 적이 있습니다.

의사: 두통이 있으세요?
통역: 头痛吗?

환자: 经常偏头痛很厉害。
통역: 심한 편두통이 종종 있습니다.

환자: 持续出现头痛。
통역: 두통이 지속적으로 있습니다.

환자: 我感觉大脑中脉搏在跳动。
통역: 머릿속 맥박이 느껴집니다.

의사: 불편한 곳이 또 있으세요?
통역: 您还有哪里不舒服?

환자: 胳膊没有力气。
통역: 팔에 힘이 없습니다.

의사: 언제부터 팔에 힘이 없었나요?
통역: 是从什么时候开始没有力气的?

환자: 从一个月前开始没有力气。
통역: 한 달 전부터 팔에 힘이 없습니다.

의사: 어떻게 두통을 해소하셨나요?
통역: 您是怎么缓解头痛的?

환자: 吃过药后头痛消失了。
통역: 약 복용 후 두통이 해소되었습다.

신경내과 진료 상황에서 의사가 자주 사용하는 질문 및 표현

두통이 있으세요?	经常头疼吗?
얼마나 자주 있으세요?	多久出现一次?
어떤 식으로 아픈가요?	具体怎么疼呢?
누르는 느낌이 있으세요?	有压迫感吗?
머리 전체가 다 아픈가요?	整个头都疼吗?
이마 전체가 다 아픈가요?	整个额头都疼吗?
뒤통수 전체가 다 아픈가요?	整个后脑勺都疼吗?
일부분이 아픈가요?	局部疼痛吗?
머리가 어지럽나요?	头晕吗?
언제 처음으로 머리가 어지러웠나요?	您是从什么时候开始头晕的?
균형감각이 떨어지나요?	您觉得平衡感较差吗?
의식을 잃었던 적 있으세요?	您失去过意识吗?
두통에 구토가 수반되나요?	头痛会伴随呕吐现象吗?
주로 언제 머리가 아프나요?	一般在什么时候头疼?
근무가 끝난 후 그런가요?	是在下班后吗?
밤에 그러나요? 아니면 아침에 그러나요?	晚上还是早上?
두통이 자주 있으세요?	常常头疼吗?
지속적으로 두통이 있으세요?	头痛会持续很久吗?
쥐어짜는 듯한 두통이 있으세요?	头痛伴随着绞痛吗?
머리 어느 부위가 아픈가요?	头部的哪个部位有疼痛感?
어느 부분에 통증이 집중되나요?	疼痛主要集中在哪个部位?
관자놀이에 통증이 집중되나요?	疼痛主要集中在太阳穴吗?
눈에 통증이 집중되나요?	疼痛主要集中在眼部吗?
머리 한쪽에 통증이 집중되나요?	疼痛主要集中在大脑一侧吗?
어떻게 하면 두통이 해소되나요?	您是怎么缓解头痛的?
두통이 점점 더 심해졌나요?	头疼越来越严重吗?

급성두통인가요?	是急性头痛吗?
뭉근한 통증인가요?	是钝痛吗?
칼로 찌르는 듯한 통증인가요?	是刀割样痛?
콕콕 쑤시는 통증인가요?	是刺痛吗?
타는 듯한 통증인가요?	是灼痛吗?
머릿속에 맥박이 느껴지나요?	您感觉大脑中的脉搏在跳动吗?
머릿속에 누르는 듯한 느낌이 있으세요?	您感觉大脑中有压迫感吗?
언제 편두통이 생기나요?	您一般在什么时候出现偏头痛?
평소에도 어지럽나요?	您平时也经常头晕吗?
뭐와 관계가 있다고 생각하시나요?	您觉得与什么有关?
손이 떨리나요?	手抖吗?
무의식적으로 머리를 흔들 때가 있으세요?	您有没有下意识地摇过头?
반복적으로 머리나 어깨가 움찔하시나요?	您经常缩头或者耸肩吗?
틱 현상이 나타난 적 있으세요?	有没有出现过抽动现象?
뛸 수 있으세요?	您能跳吗?
안정적으로 서 있을 수 있으세요?	您能站稳吗?
눈을 가리고 걸을 수 있으세요?	您能闭着眼睛走路吗?
빨리 잠에 드나요?	您能快速入睡吗?
잠을 잘 자나요?	您睡得怎么样?
소름이 돋는 느낌이 있으세요?	您有没有感觉起鸡皮疙瘩?
소름이 마비되는 느낌이 있으세요?	您有没有麻痹的感觉?
한기를 느끼시나요?	您有没有感到冷?
열기를 느끼시나요?	您有没有感到热?
몸 양쪽의 온도가 같다고 느끼시나요?	您感觉身体左右两侧的温度一样吗?
몸 양쪽의 압력이 같다고 느끼시나요?	您感觉身体左右两侧的压力一样吗?
주사 맞는 느낌이 느껴지나요?	有注射的感觉吗?
따뜻하고 차가운 걸 느낄 수 있으세요?	能感觉到冷热吗?

느끼는 정도가 어때요?	感觉程度怎么样?
언제 팔 다리가 무기력해지셨나요?	是从什么时候出现手腿发软无力的症状?
언제 불안정한 걸음걸이가 나타났나요?	是从什么时候出现走路不稳的症状?
언제부터 손으로 물건을 못 잡았나요?	从什么时候开始抓不住东西?
언제부터 걸을 때 다리를 못 들었나요?	从什么时候开始走路时抬不起腿?
이전처럼 빨리 걸을 수 있으세요?	走路速度跟以前一样吗?
고혈압이 있으세요?	您有没有高血压?
자주 무기력 하시나요?	您经常感觉没有力气吗?
자주 피로를 느끼시나요?	您经常感到很疲劳吗?
두근두근 심장이 뛰나요?	您有没有觉得心跳加速?
저에게 치아를 보여주세요.	让我来看一看牙齿。
실눈을 떠 보세요.	请眯一下眼。
이마를 찌푸려 보세요.	请您皱一下额头。
눈썹을 찌푸려 보세요.	请您皱一下眉头。
볼에 바람을 넣어보세요.	请鼓腮。
혀를 내밀어 보세요.	请您伸一下舌头。
입술을 동그랗게 내밀어 보세요.	请噘嘴。
휘파람을 불어보세요.	请您吹一下口哨。
고개를 옆으로 돌려보세요.	请您歪一下脸。
머리를 앞으로 숙여보세요.	请低头。
어깨를 으쓱해 보세요.	请您耸一耸肩。
까치발로 걸어보세요.	请用脚前跟走路。
뒤꿈치로 걸어보세요.	请用脚后跟走路。
제 손을 꽉 잡아보세요.	请您握紧我的手。
검지를 코끝에 대보세요.	请把食指放在鼻尖上。
한쪽 다리 뒤꿈치를 반대 다리 무릎에 대보세요.	请把脚后跟放在另一个腿的膝盖上面。

왼쪽 다리를 오른쪽 다리 위에 놔보세요.	请把左腿放在右腿上面。
다리를 붙여보세요.	请合一下腿。
눈을 감아보세요.	请你闭一下眼。
팔을 앞으로 뻗어보세요.	请向前伸胳膊。
빵에 어떻게 소금을 치는지 보여주세요.	请演示一下怎样在面包上撒盐。
성냥을 어떻게 켜는지 보여주세요.	请演示一下怎样擦燃火柴。
행동불안이 관찰됩니다.	疑似焦虑性障碍。
전신떨림이 관찰됩니다.	疑似全身发抖症状。
손 압력은 정상입니다.	握力正常。
검사결과 하반신마비가 발견됐습니다.	经检查发现您患有下身瘫痪。
검사결과 대퇴신경염이 발견됐습니다.	经检查发现您患有大腿神经炎。
검사결과 다발성경화증이 발견됐습니다.	经检查发现您患有多发性硬化症。

신경내과 진료 상황에서 환자의 증상 호소 표현

머리가 어지럽습니다.	头晕。
하루 종일 머리가 어지러워요.	我整天头疼。
의식을 잃어버렸었습니다.	我失去过意识。
머리 한쪽이 집중적으로 아픕니다.	痛疼集中在大脑一侧。
속이 메스껍고 구토가 납니다.	恶心想吐。
불면증을 앓고 있습니다.	我有失眠症。
밤에 수면제를 복용합니다.	我晚上吃安眠药。
균형감각이 떨어집니다.	平衡感不好。
두통이 있고 구토가 납니다.	头疼、想呕吐。
심한 두통입니다.	头痛很厉害。
손이 떨립니다.	手抖。
고혈압이 종종 있습니다.	经常有高血压。
머리가 터질듯한 두통입니다.	头疼得感觉要炸开了。
머리를 짓누르는 두통입니다.	头部有严重的压迫感。
머리가 많이 어지러울 때가 있습니다.	有时候头晕的很厉害。
한 달 전부터 머리가 어지러웠습니다.	从一个月前开始头晕。
근무 후에 머리가 자주 아픕니다.	下班后经常头疼。
두통이 지속적으로 있습니다.	头痛持续出现。
두통에 쥐어짜는 듯한 경련이 있습니다.	头痛伴随着绞痛。
해가 갈수록 두통이 심해졌습니다.	头痛越来越严重了。
두통이 관자놀이에 집중되면 더 심하게 아픕니다.	如果头痛集中在太阳穴周围的话，疼得更厉害。
약 복용 후 두통이 해소됩니다.	吃过药后头痛消失了。
안정을 취한 후 두통이 해소됩니다.	休息后头痛消失了。
머릿속에 맥박이 느껴집니다.	能感觉脑部血管在跳动。
화끈거리는 느낌이 있습니다.	有火辣辣的感觉。

누르는 느낌이 있습니다.	有压迫感。
편두통이 종종 있습니다.	经常有偏头痛。
어지럼증이 있으며 몸을 제대로 가누지 못합니다.	总是头晕，身体也摇摇晃晃的。
빨리 잠에 들지 못합니다.	我不能快速入睡。
잠을 잘 이루지 못합니다.	睡不着。
다리가 무기력합니다.	腿没有力气。
걸음걸이가 안정되지 못합니다.	走路不稳。
한 달 전부터 팔에 힘이 없습니다.	从一个月前开始胳膊没有力气。
소름이 돋는 느낌이 있습니다.	我有感觉起鸡皮疙瘩。
마비되는 느낌이 있습니다.	我有麻痹的感觉。
오한을 느낍니다.	我有寒战的感觉。
한기를 느낍니다.	我有冷的感觉。
열기를 느낍니다.	我有热的感觉。
쿡쿡 찌르는듯한 통증이 있습니다.	我有刺痛。
검지를 코에 댈 수 없습니다.	我不能把食指放在鼻尖上。

알아두면 유익한 신경내과적 어휘

실어증	失语症	shī yǔ zhèng
실행증	失用症	shī yòng zhèng
운동실조증	运动失调症	yùn dòng shī tiáo zhèng
뇌	大脑	dà nǎo
두통	头痛	tóu tòng
의식	意识	yì shí
행동조절	行为调节	xíng wéi tiáo jié
경련	痉挛, 绞痛	jìng luán, jiǎo tòng
뇌신경	脑神经	nǎo shén jīng
신경질환	神经系统疾病	shén jīng xì tǒng jí bìng
뇌염	脑炎	nǎo yán
걸음걸이	走路	zǒu lù
어지럼증	眩晕症	xuàn yūn zhèng
운동과잉증	过度运动综合症	guò dù yùn dòng zōng hé zhèng
뇌수막염	脑膜炎	nǎo mó yán
운동기능	运动功能	yùn dòng gōng néng
움직임이 둔해짐	行动变得迟缓	xíng dòng biàn de chí huǎn
행동	行动	xíng dòng
근육	肌肉	jī ròu
근긴장	肌紧张	jī jǐn zhāng
신경	神经	shén jīng
신경총	神经丛	shén jīng cóng
신경계	神经系统	shén jīng xì tǒng
신경염	神经炎	shén jīng yán
신경병리학자	神经病理学家	shén jīng bìng lǐ xué jiā
신경증	神经症	shén jīng zhèng

통증을 느끼는 정도	疼痛程度	téng tòng chéngdù
마비	麻痹	má bì
신경근염	神经根炎	shén jīng gēn yán
반사작용	反射作用	fǎn shè zuò yòng
느낌	感觉	gǎn jué
민감성	敏感性, 过敏性	mǐn gǎn xìng, guò mǐn xìng
꿈	梦	mèng
말, 언어능력	话、语言能力	huà, yǔ yán néng lì
뇌졸증	脑中风	nǎo zhòng fēng
증상	症状	zhèng zhuàng
증후군	综合症、症候群	zōng hé zhèng , zhèng hòu qún

6 치과 진료

상황1

의사 어쩐 일이신가요?
통역

환자 牙痛。
통역

의사 통증이 외부자극 없이 생기나요?
통역

환자 去除外界刺激后也会有牙痛。
통역

의사 통증이 종종 심해지나요?
통역

환자 是的。
통역

의사 얼마나 자주 그러나요?
통역

환자 在吃完热的或凉的东西后，疼痛会加剧。

통역

환자 用这颗牙咀嚼时有疼痛感。

통역

의사 이 치아가 좋지 않습니다.

통역

의사 이 치아를 뽑아야 합니다.

통역

환자 能治好吗?

통역

환자 我不想拔牙。

통역

의사 치료 효과는 한시적입니다.

통역

의사 국소마취 후 발치하도록 하겠습니다.

통역

의사 소독액으로 입을 헹구세요.

통역

의사 침을 뱉으세요.

통역

의사 이 치료가 다 끝났습니다.

통역

환자 能现在就吃东西吗?

통역

의사 5시간 동안 음식을 섭취하면 안 됩니다.

통역

연습문제

보기 통증이 종종 심해집니다 ➡ 牙痛经常会加剧。

1. 뜨거운 음식을 먹으면 통증이 심해집니다

   ➡ (吃完热的 / 加剧) ______________________

2. 차가운 음식을 먹으면 통증이 심해집니다

   ➡ (吃完凉的 / 加剧) ______________________

3. 이 치아로 씹을 때 통증이 심해집니다

   ➡ (这颗牙 / 咀嚼时) ______________________

4. 외부자극 없어도 치통이 있어요

   ➡ (去除外界刺激 / 也会) ______________________

5. 아침에 통증이 심합니다

   ➡ (早上 / 加剧) ______________________

자신의 통역을 확인해보세요.

의사: 어쩐 일이신가요?
통역: 您哪里不舒服?

환자: 牙痛。
통역: 치통이 있습니다.

의사: 통증이 외부자극 없이 생기나요?
통역: 去除外界刺激后也会有牙痛吗?

환자: 去除外界刺激后也会有牙痛。
통역: 통증이 외부자극 없이 생깁니다.

의사: 통증이 종종 심해지나요?
통역: 牙痛经常会加剧吗?

환자: 是的。
통역: 네.

의사: 얼마나 자주 그러나요?
통역: 牙痛周期有多长?

환자: 在吃完热的或凉的东西后，疼痛会加剧。
통역: 뜨겁거나 차가운 음식을 섭취한 후 통증이 심해집니다.

환자: 用这颗牙咀嚼时有疼痛感。
통역: 이 치아로 씹을 때 통증이 생깁니다.

의사: 이 치아가 좋지 않습니다.
통역: 这颗牙的状态不太好。

의사: 이 치아를 뽑아야 합니다.
통역: 需要把这颗牙给拔掉。

환자: 能治好吗?
통역: 치료할 수 있으세요?

환자: 我不想拔牙。
통역: 발치하고 싶지 않습니다.

의사: 치료 효과는 한시적입니다.
통역: 只能在短期内缓解疼痛。

의사: 국소마취 후 발치하도록 하겠습니다.
통역: 拔牙前首先要进行局部麻醉。

의사: 소독액으로 입을 헹구세요.
통역: 请用消毒水簌口。

의사: 침을 뱉으세요.
통역: 请把口水吐出来。

의사: 이 치료가 다 끝났습니다.
통역: 治疗已经结束了。

환자: 能现在就吃东西吗?
통역: 음식을 바로 먹을 수 있을까요?

의사: 5시간 동안 음식을 섭취하면 안 됩니다.
통역: 在五个小时之内，请您禁止进食。

상황2

의사 어디가 불편하신가요?

통역

환자 有牙痛。

통역

의사 통증이 심합니까?

통역

환자 是的。

통역

환자 这颗牙疼得厉害。

통역

환자 敲牙时牙痛会加剧。

통역

의사 치아를 때워야 합니다.

통역

의사 언제 마지막으로 치과 진료를 받았나요?

통역

환자 最近一次在牙科就诊是在一年前。

통역

의사 6개월마다 치과에 내원하세요.

통역

연습문제

보기 치통이 있습니다 ➡ 有牙痛。

1. 통증이 심합니다

➡ (牙疼 / 厉害) ______

2. 이 치아가 아픕니다

➡ (这颗牙) ______

3. 이 치아가 자주 아픕니다

➡ (这颗牙 / 经常) ______

4. 치아를 두드릴 때 치통이 심해집니다

➡ (敲牙时 / 加剧) ______

5. 3개월 전에 마지막으로 치과 진료를 받았습니다

➡ (在牙科就诊) ______

자신의 통역을 확인해보세요.

의사: 어디가 불편하신가요?

통역: 您哪里不舒服?

환자: 有牙痛。

통역: 치통이 있습니다.

의사: 통증이 심합니까?

통역: 牙疼得厉害吗?

환자: 是的。

통역: 네.

환자: 这颗牙疼得厉害。

통역: 이 치아가 아픕니다.

환자: 敲牙时牙痛会加剧。

통역: 치아를 두드릴 때 치통이 심해집니다.

의사: 치아를 때워야 합니다.

통역: 需要补牙。

의사: 언제 마지막으로 치과 진료를 받았나요?

통역: 最后一次到牙科就诊是什么时候?

환자: 最近一次在牙科就诊是在一年前。

통역: 1년 전에 마지막으로 치과 진료를 받았습니다.

의사: 6개월마다 치과에 내원하세요.

통역: 请每隔六个月前来就诊。

상황3

의사 의치, 브리지가 잘 맞나요?

통역

환자 是的。

통역

환자 义齿的尺寸刚刚好。

통역

의사 의치 상태를 잘 살피시나요?

통역

환자 平时经常确认义齿的状态。

통역

환자 牙已经治好了吗?

통역

의사 네

통역

연습문제

정확한 뜻과 연결하세요.

1. 의치	拔牙
2. 틀니	牙冠
3. 브릿지	义齿
4. 발치	牙桥
5. 크라운	假牙

자신의 통역을 확인해보세요.

의사: 의치, 브리지가 잘 맞나요?
통역: 义齿、牙桥的尺寸刚刚好吗?

환자: 是的。
통역: 네.

환자: 义齿的尺寸刚刚好。
통역: 의치가 잘 맞습니다.

의사: 의치 상태를 잘 살피시나요?
통역: 平时经常确认义齿的状态吗?

환자: 平时经常确认义齿的状态。
통역: 평소에 의치 관리를 잘합니다.

환자: 牙已经治好了吗?
통역: 이가 다 나은 건가요?

의사: 네.
통역: 是的。

치과 진료 상황에서 의사가 자주 사용하는 질문 및 표현

주사를 놓겠습니다.	要给您打针了。
국소마취를 하겠습니다.	要进行局部麻醉了。
충전재를 해야 합니다.	需要补牙。
크라운을 해야 합니다.	需要做牙冠。
치아를 뽑아야 합니다.	要拔掉牙。
한시적으로 개선 될 겁니다.	在短期内应该能得到好转。
3일 후에 오세요.	请于3天后再来就诊。
12시간동안 음식을 섭취하면 안 됩니다.	12小时之内，请您禁止进食。
치통이 있으세요?	牙疼吗?
통증이 왜 생겼다고 생각하시나요?	您认为是什么引发了牙痛?
외부자극이 없어도 통증이 있으세요?	没有受到外部刺激时也有牙痛吗?
외부자극이 있을 때 통증이 생기나요?	受到外部刺激时有牙痛吗?
통증이 심합니까?	牙疼得厉害吗?
만성통증이 있습니까?	有没有慢性疼痛?
국부통증이 있습니까?	有没有局部疼痛?
콕콕 쑤시는 느낌이 있으시나요?	感觉有刺痛吗?
뭉근하게 아픈 느낌이 있으시나요?	感觉有钝痛吗?
화끈거리면서 아픈 느낌이 있으시나요?	感觉有火辣辣的痛吗?
칼로 자르는 듯이 아픈 느낌이 있으시나요?	感觉有刀割样痛吗?
약한 통증입니까?	一点点疼吗?
지속적인 통증입니까?	疼痛持续很久吗?
경련 같은 통증이 수반되나요?	疼痛会伴随绞痛吗?
눈으로 통증이 가나요?	疼痛会转移到眼部吗?
귀로 통증이 가나요?	疼痛会转移到耳朵吗?
뒤통수로 통증이 가나요?	疼痛会转移到后脑勺吗?
추위와 더위 때문에 통증이 생깁니다.	在高温和低温的环境下会产生疼痛。

추위와 더위 때문에 통증이 심해집니다.	在高温和低温的环境下疼痛会加剧。
추위 때문에 통증이 생기나요?	寒冷的天气会引发牙痛吗?
뜨거운 음식을 섭취한 후에 통증이 심해지나요?	在吃完热的东西后，疼痛会加剧吗?
차가운 음식을 섭취한 후에 통증이 심해지나요?	在吃完凉的东西后，疼痛会加剧吗?
이를 물 때 통증이 생기나요?	咬牙时有牙痛吗?
씹을 때 통증이 생기나요?	咀嚼时有牙痛吗?
의치가 있으세요?	您有义齿吗?
틀니가 잘 맞나요?	假牙的尺寸刚刚好吗?
브리지가 잘 맞나요?	牙桥的尺寸刚刚好吗?
틀니를 하셨나요?	您有假牙吗?
브리지를 하셨나요?	您有牙桥吗?
치아 상태를 잘 확인하시나요?	平时常确认牙齿的状态吗?
언제 마지막으로 치과 진료를 받았나요?	最后一次到牙科就诊是什么时候?
입안에 염증이 난 적 있으세요?	口腔内以前有过炎症吗?
소독액으로 입을 헹구세요.	请用消毒水簌口。
침을 뱉으세요.	请吐口水。
이를 꽉 물어보세요.	请咬紧牙关。
평상시처럼 입을 다물어보세요.	请像平时一样把嘴合上。
거즈를 이로 물어보세요.	请用牙齿咬紧纱布。
거즈를 물어보세요.	请咬紧纱布。
이를 두드릴 때 통증이 심해지나요?	敲牙时牙痛会加剧吗?
통증이 종종 심해지나요?	牙痛经常会加剧吗?
얼마나 자주 그러나요?	牙痛周期有多长?
이 치아가 좋지 않습니다.	这颗牙的状态不是很好。
이 치아를 뽑아야 합니다.	需要把这颗牙给拔掉。
국소마취 후 발치하도록 하겠습니다.	拔牙前首先要进行局部麻醉。

소독액으로 가글하는 것이 좋습니다.	多用消毒水簌口。
이가 상하는 것을 방지하려면 불소치약으로 양치질을 해야 합니다.	想要保护牙齿的话，需要用含氟牙膏刷牙。
이 치아를 뽑아야 합니다.	需要把这颗牙齿给拔掉。
치아가 완치되었습니다.	牙已经治好了。
이를 물 때 통증이 발생하면 발열기를 사용해서는 안 됩니다.	如果在咬牙时感到疼痛的话，不能使用发热器。
치료용 가글만을 사용해야 합니다.	只能使用特定的漱口水。
구강위생을 지키세요.	请保持口腔清洁。
6개월마다 치과에 내원하세요.	每隔六个月接受一次检查。

치과 진료 상황에서 환자의 증상 호소 표현

치통이 있어요.	牙痛。
이 치아가 아픕니다.	这颗牙疼得厉害。
치아가/ 크라운이 부러졌습니다.	牙齿/牙冠折断了。
이를 때웠던 충전재가 떨어져 나갔습니다.	填料掉下来了。
이 의치를 고칠 수 있으세요?	能治好这个义齿吗?
의치를 뽑고 싶지 않습니다.	我不想拔掉义齿。
혀를 움직일 때마다 통증이 생깁니다.	每动一下舌头都会疼。
음식을 먹어도 되나요?	可以吃东西吗?
뜨겁거나 차가운 음식을 먹은 후 통증이 심해집니다.	在吃完热的或凉的东西后，疼痛会加剧。
깨끗이 치료될까요?	能治好吗?
이 치아로 씹을 때 통증이 있습니다.	用这颗牙咀嚼时有疼痛感。
의치가 있습니다.	有义齿。
1년 전에 마지막으로 치과 진료를 받았습니다.	最近一次接受检查是在一年前。
입에 염증이 있습니다.	口腔内有炎症。
통증이 계속된 지 오래됐어요.	疼痛持续了很久。
만성통증이 계속된 지 오래됐어요.	慢性疼痛持续了很久。
콕콕 쑤시는 통증이 계속된 지 오래됐어요.	刺痛持续了很久。
칼로 에이는 듯한 통증이 계속된 지 오래됐어요.	刀割样疼痛持续了很久。
통증은 경련을 수반합니다.	疼痛会伴随痉挛。
외부자극이 없이도 아픕니다.	没有来自外界的刺激时也会疼。
눈으로 통증이 옮겨갑니다.	疼痛会转移到眼部。
관자놀이로 통증이 옮겨갑니다.	疼痛会转移到太阳穴。
머리로 통증이 옮겨갑니다.	疼痛会转移到头部。
아래로 통증이 옮겨갑니다.	疼痛会转移到下面。
치아를 두드릴 때 통증이 심해집니다.	敲牙时牙痛会加剧。

의치가 잘 맞습니다.	义齿的尺寸刚刚好。
의치 상태를 잘 확인합니다.	平时也常常确认义齿的状态。
치아 상태를 잘 확인합니다.	平时也常常确认牙齿的状态。
통증이 종종 심해집니다.	牙痛经常会加剧。
치아가 다 나은 건가요?	牙已经治好了吗?
입을 크게 벌릴 수 없습니다.	不能张大嘴巴。

알아두면 유익한 치과적 어휘

충치	龋齿、虫牙	qŭ chĭ, chóng yá
치아크라운	牙冠	yá guàn
치과진료도구	牙科器械	yá kē qì xiè
치과	牙科	yá kē
치아교합	咬合	yăo hé
틀니, 의치	假牙、义齿	jiă yá, yì chĭ
(치아용)에나멜	牙釉质	yá yòu zhì
이가나는것	长牙	zhăng yá
충전재	填料	tián liào
치은염	齿龈炎, 牙龈炎	chĭ yín yán, yáyínyán
설염	舌炎	shé yán
잇몸	牙龈	yá yín
턱, 하악	下巴、下颚	xià bā, xià è
하악골절	下颚骨折	xià è gŭ zhé
입술	嘴唇	zuĭ chún
구강	口腔	kŏu qiāng

구강선	口腔腺	kǒu qiāng xiàn
치주조직	牙周组织	yá zhōu zǔ zhī
치주병	牙周疾病	yá zhōu jí bìng
치수염	牙髓炎	yá suǐ yán
치아뿌리	齿根	chǐ gēn
구내염	口腔炎	kǒu qiāng yán
치과의사	牙医	yá yī
치아표면	牙齿表面	yá chǐ biǎo miàn
치아를떼우는것	补牙	bǔ yá
혀	舌	shé

7 안과 진료

상황1

의사 눈이 아픈가요?

통역

환자 我的眼睛好像有问题。

통역

환자 我视力不好。

통역

의사 제가 가리키는 알파벳을 말해보세요.

통역

환자 A。

통역

의사 원거리용 안경이 필요합니다.

통역

환자 能给我开个眼镜吗?

통역 ____________________

의사 원거리용 안경에 대한 처방전을 드리겠습니다.

통역 ____________________

연습문제

보기 눈 ➡ 眼睛

1. 녹내장 ➡ ____________________
2. 원거리용 안경 ➡ ____________________
3. 근시용 안경 ➡ ____________________
4. 시력검사 ➡ ____________________
5. 콘텍트렌즈 ➡ ____________________

자신의 통역을 확인해보세요.

의사: 눈이 아픈가요?

통역: 眼睛痛吗?

환자: 我的眼睛好像有问题。

통역: 눈에 문제가 있는 것 같습니다.

환자: 我视力不好。

통역: 시력이 나쁩니다.

의사: 제가 가리키는 알파벳을 말해보세요.

통역: 请说出我正在指着的英文字母。

환자: A。

통역: 에이.

의사: 원거리용 안경이 필요합니다.

통역: 您需要戴远视眼镜。

환자: 能给我开个眼镜吗?

통역: 안경을 처방해 주시겠습니까?

의사: 원거리용 안경에 대한 처방전을 드리겠습니다.

통역: 我给您开个远视眼镜。

상황2

의사 무슨 일인가요?

통역

환자 感觉眼睛进了东西。

통역

의사 눈이 잘 보이나요?

통역

환자 能看清楚。

통역

의사 어렸을 적부터 사시가 있었나요?

통역

환자 从小就患有斜视。

통역

의사 아침에 눈꺼풀이 붙나요?

통역

환자 不会。

통역

의사 눈이 아프나요?

통역

환자 不痛。

통역

의사 한쪽 동공이 다른 쪽에 비해 크다는 것을 알고 있었나요?

통역

환자 是的。

통역

의사 시력이 완전한 정상입니다.

통역

연습문제

보기 무슨 일인가요? ➡ 请问您怎么了?

1. 눈이 아픈가요?

➡ (眼睛) ______________________________

2. 눈이 잘 보이나요?

➡ (看清楚) ______________________________

3. 어렸을 때부터 근시가 있었나요?

➡ (近视) ______________________________

4. 어렸을 적부터 사시가 있었나요?

➡ (斜视) ______________________________

5. 아침에 눈꺼풀이 붙나요?

➡ (眼皮) ______________________________

자신의 통역을 확인해보세요.

의사: 무슨 일인가요?
통역: 怎么了?

환자: 感觉眼睛进了东西。
통역: 눈에 뭔가가 들어갔습니다.

의사: 눈이 잘 보이나요?
통역: 能看清楚吗?

환자: 能看清楚。
통역: 또렷하게 잘 보입니다.

의사: 어렸을 적부터 사시가 있었나요?
통역: 从小就患有斜视吗?

환자: 从小就患有斜视。
통역: 어렸을 적부터 사시가 있었습니다.

의사: 아침에 눈꺼풀이 붙나요?
통역: 早上起来眼皮会贴在一起吗?

환자: 不会。
통역: 아니요.

의사: 눈이 아프나요?
통역: 眼睛痛吗?

환자: 不痛。
통역: 아니요.

의사: 한쪽 동공이 다른 쪽에 비해 크다는 것을 알고 있었나요?
통역: 知道两边的瞳孔大小不对称么?

환자: 是的。
통역: 네.

의사: 시력이 완전한 정상입니다.
통역: 视力完全正常。

상황3

의사 시력이 걱정되시나요?

통역

환자 弄丢了眼镜。

통역

의사 근거리 작업 시에만 안경을 사용하시나요?

통역

환자 在需要看近处的东西时才戴眼镜。

통역

의사 시력이 좋은가요?

통역

환자 我视力不好。

통역

환자 我一直戴着眼镜。

통역

의사 모든 색을 구별하시나요?

통역

환자 可以。

통역

의사 마지막으로 시력 검사를 받은 게 언제인가요?

통역

환자 最近一次做视力检查是在一个月前。

통역

연습문제

보기 시력이 나쁩니다 ➡ 我视力不好。

1. 눈에 뭔가가 들어갔습니다

➡ ______________________________

2. 안개가 낀 것처럼 잘 안 보입니다

➡ ______________________________

3. 저는 항상 안경을 사용합니다

➡ ______________________________

4. 눈이 자주 충혈됩니다

➡ ______________________________

5. 다래끼가 자주 납니다

➡ ______________________________

자신의 통역을 확인해보세요.

의사: 시력이 걱정되시나요?
통역: 担心自己的视力问题吗?

환자: 弄丢了眼镜。
통역: 제 안경을 잃어버렸습니다.

의사: 근거리 작업 시에만 안경을 사용하시나요?
통역: 在需要看近处的东西时才戴眼镜吗?

환자: 在需要看近处的东西时才戴眼镜。
통역: 근거리 작업 시에만 안경을 씁니다.

의사: 시력이 좋은가요?
통역: 您视力好吗?

환자: 我视力不好。
통역: 시력이 나쁩니다.

환자: 我一直戴着眼镜。
통역: 저는 항상 안경을 사용합니다.

의사: 모든 색을 구별하시나요?
통역: 能区分所有的颜色吗?

환자: 可以。
통역: 네.

의사: 마지막으로 시력 검사를 받은 게 언제인가요?
통역: 最后一次做视力检查是什么时候?

환자: 最近一次做视力检查是在一个月前。
통역: 한 달 전에 마지막으로 시력 검사를 받았습니다.

상황4

환자 感觉眼睛进灰了。

통역

의사 눈물이 계속 나나요? 눈꺼풀에 경련이 있으세요?

통역

환자 不会。

통역

의사 두통이 있으세요? 아침에 일어날 때 눈에 통증이 있으세요?

통역

환자 是的。

통역

환자 眼睛经常充血发红。

통역

의사 눈이 자주 충혈되고 붓나요?

통역

환자 总是长针眼。

통역

의사 가족 중에 녹내장을 앓는 분이 있으세요?

통역

환자 没有。

통역

환자 眼睛疼得厉害。

통역

의사 사물이 두 개로 겹쳐서 보이나요?

통역

환자 不会。

통역

연습문제

정확한 뜻과 연결하세요.

1. 다래끼	炎症
2. 충혈	浮肿
3. 염증	瞳孔
4. 부종	针眼
5. 동공	充血

자신의 통역을 확인해보세요.

환자: 感觉眼睛进灰了。
통역: 눈에 흙이 들어간 느낌입니다.

의사: 눈물이 계속 나나요? 눈꺼풀에 경련이 있으세요?
통역: 常常有眼泪流出吗?眼皮常常会跳吗?

환자: 不会。
통역: 아니요.

의사: 두통이 있으세요? 아침에 일어날 때 눈에 통증이 있으세요?
통역: 头疼吗?早上起来时眼睛有疼痛感吗?

환자: 是的。
통역: 네.

환자: 眼睛经常充血发红。
통역: 눈이 자주 충혈됩니다.

의사: 눈이 자주 충혈되고 붓나요?
통역: 眼睛总是充血或浮肿吗?

환자: 总是长针眼。
통역: 다래끼가 자주 납니다.

의사: 가족 중에 녹내장을 앓는 분이 있으세요?
통역: 有患青光眼的家属吗?

환자: 没有。
통역: 아니요.

환자: 眼睛疼得厉害。
통역: 눈에 심한 통증이 있습니다.

의사: 사물이 두 개로 겹쳐서 보이나요?
통역: 看到的东西会发生重叠吗?

환자: 不会。
통역: 아니요.

안과 진료 상황에서 의사가 자주 사용하는 질문 및 표현

눈이 아픈가요?	眼睛痛吗?
눈이 불편한가요?	眼睛不舒服吗?
시력이 어떠세요?	视力怎么样?
시력이 떨어졌나요?	视力低下吗?
멀리 있는 게 잘 보이나요?	能看清远处的东西吗?
가까이 있는 게 잘 보이나요?	能看清近处的东西吗?
멀리 있는 게 잘 보이나요, 가까이 있는 게 잘 보이나요?	能看清远处的东西,还是近处的东西?
언제 마지막으로 시력검사를 받아봤나요?	最后一次接受视力检查是什么时候?
제가 가리키는 알파벳을 말해보세요.	请您说出我指出的英文字母。
시력이 정상입니다.	视力属于正常范围。
시력이 원시입니다.	视力属于远视。
시력이 근시입니다.	视力属于近视。
시력이 심각한 근시입니다.	视力属于严重的近视。
시력이 약간의 원시입니다.	视力属于轻微的远视。
어렸을 적부터 사시가 있었나요?	小时候就有斜视吗?
또렷하게 잘 보이나요?	能看清吗?
안개가 낀 것처럼 흐릿하게 보이지 않나요?	有没有雾蒙蒙的感觉?
안경을 항상 쓰시나요?	平时经常佩戴眼镜吗?
어떤 안경인가요?	是什么眼镜?
근거리 사물을 볼 때 안경을 사용하시나요?	在看近处的东西时,佩戴眼镜吗?
근시용 안경을 사용하시나요?	佩戴近视眼镜吗?
안경을 항상 써야 합니다.	您需要一直佩戴眼镜。
근시용 안경이 필요합니다.	需要佩戴近视眼镜。
돋보기안경에 대한 처방전을 드릴께요.	我给您开一个老花镜处方。
평소 쓰는 안경에 대한 처방전을 드릴께요.	我给您开一个平时佩戴的眼镜。
사물이 두 개로 겹쳐서 보이나요?	看到的东西会发生重叠吗?

다음 상황에서 어떨 때 더 잘 보시나요?	在下列情况中，什么时候能看得更清楚?
밝을 때 더 잘 보이시나요?	在光线明亮的环境下看得更清楚吗?
어두울 때 더 잘 보이시나요?	在阴暗的环境下看得更清楚吗?
색을 다 구별할 수 있으세요?	能区分所有颜色吗?
눈이 자주 충혈되시나요?	眼睛经常充血吗?
눈이 자주 부으시나요?	眼睛经常浮肿吗?
눈에 염증이 자주 생기나요?	眼睛经常会发生炎症吗?
아침에 눈꺼풀이 서로 붙나요?	早上起床时眼皮会贴在一起吗?
눈 속이 자주 심하게 아픈가요?	眼睛常会有剧痛吗?
눈에서 눈물이 섞인 고름이 나오나요?	有没有流出掺杂脓水的眼泪?
가족 중에 녹내장을 앓는 분이 있으세요?	有患青光眼的家属吗?
물건이 잘 안보일 때가 있으세요?	有过看不清东西的情况吗?
먼 거리에 있는 빛을 볼 때 빛을 둘러씬 동그라미가 보이나요?	看远处的灯光时，会看到光圈吗?
피곤할 때 시력이 저하되는 느낌이 있으세요?	身心疲惫时，感觉视力变得低下吗?
조명이 어두울 때 시력이 저하되는 느낌이 있으세요?	光线阴暗时，感觉视力变得低下吗?
한쪽 동공이 다른 쪽 동공보다 넓다는 것을 아셨나요?	是否知道您两个瞳孔的大小不对称?
눈에 흙이 들어간 느낌이 있으세요?	有没有眼睛进灰的感觉?
눈꺼풀 안에 이물질이 들어간 느낌이 있으세요?	感觉眼皮里有异物吗?
눈이 먼지나 조명에 민감한가요?	眼睛对灰尘和灯光很敏感吗?
항상 눈물이 나나요?	总是流泪吗?
항상 눈꺼풀 경련이 자주 있으세요?	眼皮经常跳吗?
두통이 있으세요?	有头痛吗?
아침에 일어날 때 통증이 있으세요?	早上起床时，眼睛有疼痛感吗?
안구에 통증이 있으세요?	眼球有疼痛感吗?
불빛을 보면 눈부심 증상이 있으세요?	看灯光时有没有眼花的感觉?

눈꺼풀이 붉어지나요?	眼皮发红吗?

안과 진료 상황에서 환자의 증상 호소 표현

눈이 아픕니다.	眼睛疼。
시력이 빠르게 나빠지기 시작했습니다.	视力开始急剧下降。
눈에 문제가 있는 것 같습니다.	我眼睛好像有问题。
눈이 걱정됩니다.	我担心我的眼睛。
시력이 걱정됩니다.	我担心我的视力。
시력이 나쁩니다.	我视力不好。
안경을 잃어버렸습니다.	弄丢了眼镜。
제 안경이 깨졌습니다.	我的眼镜坏了。
눈에 심한 통증이 있습니다.	眼睛疼得厉害。
눈에 뭔가가 들어갔습니다.	感觉眼睛里有异物。
멀리 있는 것이 더 잘 보입니다.	远处的东西能看得更清楚。
가까이 있는 것이 더 잘 보입니다.	近处的东西能看得更清楚。
한 달 전에 시력검사를 받았습니다.	一个月前做过视力检查。
또렷하게 잘 보입니다.	看得很清楚。
안개가 낀 것처럼 흐릿하게 보입니다.	感觉雾蒙蒙的。
어렸을 적부터 사시가 있었습니다.	从小开始就患有斜视。
항상 안경을 끼고 다닙니다.	一直戴着眼镜。
눈꺼풀이 아침에 서로 붙습니다.	早上眼皮总是贴在一起。
원시용 안경을 처방해주세요.	请给我开个治疗远视的眼镜。
근시용 안경을 처방해주세요.	请给我开个治疗近视的眼镜。
평상시 끼는 안경을 처방해주세요.	请给我开个平时佩戴的眼镜。
근거리 사물을 볼 때만 안경을 씁니다.	近距离观看物体时才佩戴眼镜。

먼 거리에 있는 것을 볼 때만 안경을 씁니다.	看远处的东西时才佩戴眼镜。
사물이 두 개로 겹쳐서 보입니다.	看到的东西会发生重叠。
자주 눈에 심한 통증이 있습니다.	眼镜总是疼得厉害。
안경을 처방해주시겠습니까?	能给我开个眼镜吗?
콘택트렌즈가 있습니다.	我有隐形眼镜。
콘택트렌즈를 잃어버렸습니다.	弄丢了隐形眼镜。
어두울 때 더 잘 보입니다.	光线阴暗时看得更清楚。
밝을 때 더 잘 보입니다.	光线明亮时看得更清楚。
눈이 자주 충혈됩니다.	眼睛经常充血发红。
다래끼가 자주 생깁니다.	总是长针眼。
자주 눈물이 납니다.	经常有眼泪流出。
자주 눈꺼풀 경련이 있습니다.	眼皮经常会跳。
눈에 모래가 들어간 느낌이 듭니다.	感觉眼睛进了沙子。

알아두면 유익한 용어

시력조절	调整视力	tiáo zhěng shì lì
난시	散光	sǎn guāng
눈꺼풀이붓는것	眼皮臃肿	yǎn pí yōng zhǒng
실명	失明	shī míng
백내장	白内障	bái nèi zhàng
콘택트렌즈	隐形眼镜	yǐn xíng yǎn jìng
각막	角膜	jiǎo mó
눈	眼睛	yǎn jing
안구	眼球	yǎn qiú
눈질환	眼部疾病	yǎn bù jí bìng
눈곱	眼屎	yǎn shǐ
속눈썹	睫毛	jié máo
눈꺼풀	眼睑	yǎn jiǎn
눈굴절도	眼睛屈光度	yǎn jing qū guāng dù
안경	眼镜	yǎn jìng
녹내장	青光眼	qīng guāng yǎn
가시거리	视野	shì yě
사시	斜视	xié shì
홍채	虹膜	hóng mó
각막염	角膜炎	jiǎo mó yán
눈물기관	泪腺	lèi xiàn
수정체, 렌즈	水晶体	shuǐ jīng tǐ
원시	远视	yuǎn shì
실명	视力丧失	shì lì sàng shī
정상시력	正常的视力	zhèng cháng de shì lì
눈떨림(안진)	眼球震颤	yǎn qiú zhèn chàn

안과의	眼科医生	yǎn kē yī shēng
검안	视力检查	shì lì jiǎn chá
시신경	视神经	shì shén jīng
눈통증	眼疼痛	yǎn téng tòng
동공	瞳孔	tóng kǒng
망막	视网膜	shì wǎng mó
근시	近视	jìn shì
트라코마	沙眼	shā yǎn
시력	视力	shì lì
시력약화	视力下降	shì lì xià jiàng

8 소화기내과 진료

상황1

의사 어디가 불편하신가요?

통역

환자 吃的不少，不过体重反而在减少。

통역

의사 대변이 정상적인가요?

통역

환자 一直在便秘。

통역

의사 주기적으로 배변 활동을 할 수 있도록 관리해야 합니다.

통역

의사 가스 배출이 어려운가요?

통역

환자 是的，很难排气。

통역

의사 가스 배출이 잘 이루어질 수 있도록 관리해야 합니다.

통역

의사 규칙적인 배변이 이루어지도록 관리하세요.

통역

환자 按时排便，便状也正常。

통역

연습문제

보기 대변이 정상적인가요? → 排便正常吗?

1. 정상적 모양의 변인가요? → ______
2. 주기적으로 배변을 하시나요? → ______
3. 액체변인가요? → ______
4. 무른변인가요? → ______
5. 변비인가요? → ______

자신의 통역을 확인해보세요.

의사: 어디가 불편하신가요?
통역: 您哪里不舒服?

환자: 吃的不少，不过体重反而在减少。
통역: 식욕이 좋은데도 몸무게가 빠졌습니다.

의사: 대변이 정상적인가요?
통역: 排便正常吗?

환자: 一直在便秘。
통역: 변비로 고생하고 있어요.

의자: 주기적으로 배변 활동을 할 수 있도록 관리해야 합니다.
통역: 要做到按时排便。

의사: 가스 배출이 어려운가요?
통역: 排气困难吗?

환자: 是的，很难排气。
통역: 네. 가스 배출이 어렵습니다.

의사: 가스 배출이 잘 이루어질 수 있도록 관리해야 합니다.
통역: 需要让排气恢复正常。

의사: 규칙적인 배변이 이루어지도록 관리하세요.
통역: 请按时排便。

환자: 按时排便，便状也正常。
통역: 규칙적으로 배변하고 정상적인 변을 봅니다.

상황2

환자 胃口不太好。

통역

의사 음식을 삼킬 때 타는 듯한 느낌이 있으세요?

통역

환자 是的。

통역

의사 음식을 삼키고 나서 통증이 사라지나요?

통역

환자 不会。

통역

의사 숨을 쉬고, 배에 힘을 빼보세요.

통역

의사 배 근육이 긴장되지 않도록 무릎을 굽혀보세요.

통역

의사 제가 배를 누를 때 통증이 심해지나요? 배에서 손을 뗄 때 통증이 심하시나요?

통역

환자 把手拿开时疼得更厉害。

통역

의사 맹장염이 있었나요?

통역

환자 没有。

통역

환자 偶尔有腹痛。

통역

의사 복부팽창을 느끼시나요?

통역

환자 饭后会有腹胀的感觉。

통역

의사 언제 복통이 생겼나요?

통역

환자 两个月前开始有腹痛。

통역

의사 어디가 아픈가요?

통역

환자 让我来看一下!

통역

의사 속이 메스껍나요?

통역

환자 没有。

통역

환자 饭后总是胃酸。

통역

의사 함께 X레이 사진을 봅시다.

통역

의사 X레이 사진상 십이지장에 궤양이 있습니다.

통역

연습문제

보기 식욕이 있으세요? ➡ 请问有胃口吗?

1. 맹장염이 있었나요? ➡ ____________________

2. 복부팽창을 느끼시나요? ➡ ____________________

3. 복통이 있으세요? ➡ ____________________

4. 속이 메스껍나요? ➡ ____________________

5. 음식을 삼키고 나서 통증이 사라지나요? ➡ ____________________

자신의 통역을 확인해보세요.

환자: 胃口不太好。
통역: 식욕이 좋지 않습니다.

의사: 음식을 삼킬 때 타는 듯한 느낌이 있으세요?
통역: 咽东西时有火辣辣的感觉吗?

환자: 是的。
통역: 네.

의사: 음식을 삼키고 나서 통증이 사라지나요?
통역: 咽下去后会好点吗?

환자: 不会。
통역: 아니요.

의사: 숨을 쉬고, 배에 힘을 빼보세요.
통역: 请您呼吸，腹部放松。

의사: 배 근육이 긴장되지 않도록 무릎을 굽혀보세요.
통역: 为了放松腹部肌肉，请弯曲膝盖。

의사: 제가 배를 누를 때 통증이 심해지나요? 배에서 손을 뗄 때 통증이 심하시나요?
통역: 用手按压腹部时会疼得更厉害吗?还是把手拿开时疼得厉害?

환자: 把手拿开时疼得更厉害。
통역: 선생님이 손을 뗄 때 통증이 더 심해집니다.

의사: 맹장염이 있었나요?
통역: 您患过阑尾炎吗?

환자: 没有。
통역: 아니요.

환자: 偶尔有腹痛。
통역: 때때로 복통이 있습니다.

의사: 복부팽창을 느끼시나요?
통역: 有腹胀的感觉吗?

환자: 饭后会有腹胀的感觉。
통역: 식후 복부팽창을 느낍니다.

의사: 언제 복통이 생겼나요?
통역: 肚子什么时候开始疼的?

환자: 两个月前开始有腹痛。
통역: 두 달 전에 복통이 생겼습니다.

의사: 어디가 아픈가요?
통역: 哪个部位疼?

환자: 让我来看一下!
통역: 보여주세요.

의사: 속이 메스껍나요?
통역: 您感到恶心吗?

환자: 没有。
통역: 아니요.

환자: 饭后总是胃酸。
통역: 식후 항상 속 쓰림이 있어요.

의사: 함께 X레이 사진을 봅시다.

통역: 来一起看一下X光片。

의사: X레이 사진상 십이지장에 궤양이 있습니다.

통역: 从这张X光片来看，十二指肠部位有溃疡。

상황3

의사 어디가 불편하신가요?

통역

환자 我经常呕吐。

통역

의사 피를 토하지는 않나요?

통역

환자 有过呕血的症状。

통역

의사 구토를 하면 속이 편해지나요?

통역

환자 是的。

통역

환자 呕吐后会感觉好点。

통역

의사 속이 자주 메스껍나요?

통역

환자 是。

통역

환자 早上感到恶心。

통역

의사 공복통이 있으세요?

통역

환자 没有。

통역

의사 식욕감퇴를 느끼셨나요?

통역

환자 没有。

통역

의사 어디가 불편하세요?

통역

환자 消化不良。

통역

의사 배를 칼로 베는 듯한 느낌이 없었나요?

통역

환자 没有。

통역

연습문제

보기 복통이 있습니다 → 我有腹痛。

1. 항상 소화불량이에요 → ____________

2. 식욕이 없습니다 → ____________

3. 속이 메스껍습니다 → ____________

4. 속쓰림이 있습니다 → ____________

5. 구토가 납니다 → ____________

자신의 통역을 확인해보세요.

의사: 어디가 불편하신가요?
통역: 您哪里不舒服?

환자: 我经常呕吐。
통역: 구토가 자주 납니다.

의사: 피를 토하지는 않나요?
통역: 有没有呕出血?

환자: 有过呕血的症状。
통역: 피를 토합니다.

의사: 구토를 하면 속이 편해지나요?
통역: 呕吐后会感觉好点吗?

환자: 是的。
통역: 네.

환자: 呕吐后会感觉好点。
통역: 구토를 하면 속이 편해집니다.

의사: 속이 자주 메스껍나요?
통역: 您经常恶心吗?

환자: 是。
통역: 네.

환자: 早上感到恶心。
통역: 아침에 속이 메스껍습니다.

의사: 공복통이 있으세요?
통역: 有空腹痛的症状吗?

환자: 没有。
통역: 아니요.

의사: 식욕감퇴를 느끼셨나요?
통역: 感觉食欲不振吗?

환자: 没有。
통역: 아니요.

의사: 어디가 불편하세요?
통역: 您哪里不舒服?

환자: 消化不良。
통역: 소화불량이 있습니다.

의사: 배를 칼로 베는 듯한 느낌이 없었나요?
통역: 腹部有刀割样痛吗?

환자: 没有。
통역: 아니요.

소화기내과 진료 상황에서 의사가 자주 사용하는 질문 및 표현

식욕이 좋은가요?	您胃口好吗?
식욕 부진인가요?	您食欲不振吗?
식욕이 달라졌나요?	胃口有变化吗?
식욕감퇴를 느꼈나요?	感觉胃口变小了吗?
식욕이 좋은데도 불구하고 몸무게가 줄었나요?	吃得很多却不长肉吗?
언제 속이 쓰리나요?	什么时候感觉胃酸?
언제 트림 하시나요?	什么时候会打嗝?
구토할 때 어떤 증상이 있습니까?	呕吐时有什么症状?
트림할 때 방금 전에 먹은 음식이 나오나요?	打嗝时会有刚吃过的东西出来吗?
구토할 때 방금 전에 먹은 음식이 나오나요?	呕吐时会有刚吃过的东西出来吗?
신트림이 있으세요?	打嗝时有呕酸的现象吗?
역한 트림가 나나요?	打嗝的味道很大吗?
트림할 때 음식 냄새가 나나요?	打嗝时有食物的味道吗?
불쾌한 냄새를 수반한 트림을 자주 하시나요?	打嗝时常常会有恶臭吗?
트림할 때 먹은 음식이 올라오나요?	打嗝时有反胃的感觉吗?
트림할 때 바로 전 마신 음료가 올라오나요?	打嗝时刚喝的东西会涌上来吗?
피를 토한 적 있으세요?	有呕血的经历吗?
구토 시 점액이 나오나요?	呕吐时曾吐出过粘液吗?
가끔 토하시나요? 그 정도가 심한가요?	偶尔会吐吗?吐得厉害吗?
구토 후 상태가 나아지나요?	呕吐后会感觉好点吗?
구토가 멈췄나요?	呕吐止住了吗?
구토가 멈추지 않았나요?	呕吐止不住吗?
구토가 나올 것 같은 느낌이 있으세요?	有想要呕吐的感觉吗?
토할 것 같나요?	想吐吗?
자주 속이 메스껍나요?	经常恶心吗?
빈속에 속이 메스껍나요?	空腹时感到恶心吗?

식후에 속이 메스껍나요?	吃后感到恶心吗?
식후 몇 시간 후에 그런가요?	饭后几个小时会发生这种情况?
구토물의 색은 어떤가요?	呕吐物呈什么颜色?
구토물에 피가 있으세요?	呕吐物中有血吗?
구토물에 점액이 있으세요?	呕吐物中有粘液吗?
혀를 보여주세요!	请伸出舌头。
줄곧 혀에 백태가 끼나요?	一直有舌苔吗?
줄곧 혀가 깨끗하시나요?	舌头一直很干净吗?
배가 아픈가요?	肚子疼吗?
배의 어느 부분이 제일 아픈가요?	肚子的哪个部位最疼?
오른쪽 갈비뼈 아래에 통증이 있으세요?	右侧肋骨下方有疼痛感吗?
배꼽 주변에 통증이 있으세요?	肚脐周围有疼痛感吗?
아랫배 왼쪽에 통증이 있으세요?	下腹部左侧有疼痛感吗?
언제 복통이 생겼나요?	肚子什么时候开始疼的?
어디가 아픈가요?	哪个部位疼?
보여주세요!	让我来看一下!
경련과 같은 복통인가요?	腹痛会伴随着绞痛吗?
급성통증인가요, 둔통인가요?	是急性疼痛还是钝痛?
주기적으로 복통이 있으세요?	腹痛有周期吗?
통증이 배꼽 위에 있으세요?	肚脐上面有疼痛感吗?
복부가 팽창한 느낌이 드나요?	有腹胀的感觉吗?
식후 복부가 팽창하시나요?	饭后腹部会胀起来吗?
상복부에 누르는 느낌이 있으세요?	上腹部有压迫感吗?
명치에 묵직한 느낌이 있으세요?	心窝有压迫感吗?
배로 숨 쉬세요, 배에 힘 빼세요.	请用腹部呼吸，腹部请放松。
배 근육이 긴장되지 않게 무릎을 구부려보세요.	为了放松腹部肌肉，请弯曲膝盖。
배를 누를 때 통증이 더 심하시나요?	用手按压腹部时疼得更厉害吗?

손을 뗄 때 통증이 더 심하시나요?	把手松开时疼得更厉害吗?
배를 누를 때 통증이 심하시나요, 아니면 손을 뗄 때 통증이 더 심하시나요?	用手按压腹部时疼得更厉害, 还是把手松开时疼得更厉害?
고체 음식을 삼킬 때 불편한가요?	吞咽固状食物时会感到不适吗?
식도에 뭔가 걸린 것 같으세요?	感到食道上有东西卡住了吗?
가슴이 답답한가요?	感觉胸闷吗?
음식을 삼킬 때 통증이 있으세요?	咽下东西后有疼痛感吗?
음식을 삼키고 난 후 통증이 사라지나요?	咽下东西后疼痛感也会消失吗?
목에 혹이 주기적으로 생기나요?	脖子上会周期性地产生息肉吗?
소화불량을 앓고 있으세요?	您患有消化不良吗?
위, 십이지장궤양 질환을 앓고 있으세요?	您患有胃溃疡、十二指肠溃疡吗?
공복에 통증이 있으세요?	空腹时也有疼痛感吗?
매운 음식 섭취 후에 통증이 있으세요?	吃完辣的东西后有疼痛感吗?
과식 후에 통증이 있으세요?	暴食后有疼痛感吗?
위의 통증이 음식섭취와 관련이 있으세요?	胃疼和吃的东西有关吗?
공복통이 있으세요?	有空腹痛现象吗?
야간통이 있으세요?	有夜间腹痛现象吗?
어떻게 하면 위의 통증이 해소되나요?	怎样能缓解疼痛?
명치 부근에 불쾌한 느낌이 있으세요?	心窝处有不适的感觉吗?
식후 묵직하거나 소화불량 느낌이 있으세요?	饭后有没有压迫感或消化不良的感觉?
누워있을 경우 이 현상이 없어지나요?	躺下来的时候，这种感觉会消失吗?
붕대로 감을 경우 이 현상이 줄어드나요?	缠上绷带后，这种感觉会减少吗?
복부팽창이 있으세요?	有腹胀的感觉吗?
우유를 잘 소화하지 못하시나요?	很难消化牛奶吗?
상체를 뒤로 젖힐 때 통증이 있으세요?	上体后仰时有没有疼痛感?
옆으로 돌아누울 때 통증이 있으세요?	侧躺时有没有疼痛感?

힘을 줄 때 통증이 있으세요?	用力时有没有疼痛感?
칼로 찌르는 듯한 느낌이 없었나요?	有刀割样痛吗?
맹장염을 앓은 적 있으세요?	您患过阑尾炎吗?
담낭염을 앓은 적 있으세요?	您患过胆囊炎吗?
당시 복통에 고열이 수반됐나요?	腹痛时伴随高烧了吗?
당시 복통에 오한이 수반됐나요?	腹痛时伴随虚寒了吗?
당시 복통에 메스꺼움이 수반됐나요?	腹痛时伴随恶心了吗?
당시 복통에 변비가 수반됐나요?	腹痛时伴随便秘了吗?
당시 복통에 구토가 수반되나요?	腹痛时伴随呕吐了吗?
가스를 배출하는 데 어려움이 있으세요?	排气的时候有问题吗?
가스 배출에 문제가 없는지 확인 해야겠어요.	我们需要确认一下排气有没有问题。
설사가 있으세요?	有腹泻吗?
대변에 피나 점액이 있었나요?	大便有血迹或粘液吗?
대변이 정상적 모양인가요?	大便有正常的便状吗?
주기적인 배변을 하십니까?	按时排便吗?
주기적으로 배변을 해야 합니다.	需要做到按时排便。

소화기내과 진료 상황에서 환자의 증상 호소 표현

식욕이 좋지 않습니다.	胃口不太好。
식욕이 달라졌습니다.	食欲改变了。
식욕이 좋은데도 몸무게는 줄었습니다.	吃得很好不过体重却减少了。
식후 항상 속이 쓰립니다.	饭后总是胃酸。
식후 항상 트림을 합니다.	饭后总是打嗝。
신트림을 합니다.	有呕酸的现象。
역한 트림을 합니다.	打嗝的味道很大。
음식 냄새의 트림을 합니다.	打嗝时有食物的味道。
피를 토합니다.	会呕出血。
구토 후 상태가 나아집니다.	呕吐后会好一点。
구토가 나올 것 같은 느낌이 있습니다.	感觉要吐了。
구토가 공복에 납니다.	空腹时有呕吐感。
식후에 메스껍습니다.	饭后反胃恶心。
구토물에 피가 있습니다.	呕吐物上有血迹。
구토물에 점액이 있습니다.	呕吐物上有粘液。
복통이 있습니다.	肚子疼。
경련과 같은 복통이 있습니다.	腹痛会伴随绞痛。
급성통증이나 둔통같은 복통이 있습니다.	腹痛会伴随急性疼痛或钝痛。
때때로 복통이 있습니다.	有时会有腹痛。
복부가 팽창한 느낌이 있습니다.	感觉腹部在膨胀。
누르는 느낌이 상복부에 있습니다.	上腹部有压迫感。
묵직한 느낌이 명치에 있습니다.	心窝有压迫感。
음식을 삼킬 때 타는듯한 느낌이 있습니다.	咽东西时有火辣辣的感觉。
음식을 삼키고 난 후에 통증이 사라집니다.	咽下去后疼痛感就会消失。
소화불량을 앓고 있습니다.	患有消化不良。
위, 십이지장궤양을 앓고 있습니다.	患有胃溃疡、十二指肠溃疡。

공복시 통증이 있습니다.	空腹时有疼痛感。
매운 음식이나 과식 후 통증이 있습니다.	吃完辣的东西或暴食后有疼痛感。
공복통이 있습니다.	有空腹痛。
야간통이 있습니다.	有夜间腹痛。
명치에 불쾌한 느낌이 있습니다.	心窝处有不适感。
특히 식후 속이 무겁고 더부룩한 느낌이 있습니다.	尤其是在饭后，有消化不良的感觉。
복부팽창이 있습니다.	有腹部胀气的感觉。
맹장염을 앓았습니다.	我患过阑尾炎。
담낭염을 앓았습니다.	我患过胆囊炎。
통증이 구토와 수반됩니다.	疼痛会伴随呕吐。
가스 배출이 어렵습니다.	很难排气。
변비가 있습니다.	有便秘。
설사가 있습니다.	有腹泻。
주기적인 배변을 하고 정상적인 대변을 봅니다.	按时排便，大便正常。

알아두면 유익한 용어

복강	腹腔	fù qiāng
복벽	腹壁	fù bì
급성위염	急性胃炎	jí xìng wèi yán
맹장	阑尾	lán wěi
식욕	食欲	shí yù
복수	腹水	fù shuǐ
복부팽창	腹部鼓胀	fù bù gǔ zhàng
장	肠	cháng
창자, 장관(腸管)	肠管	cháng guǎn
배탈	拉肚子	lā dù zi
장폐색	肠梗阻	cháng gěng zǔ
변비	便秘	biàn mì
담낭염	胆囊炎	dǎn náng yán
만성위염	慢性胃炎	màn xìng wèi yán
만성궤양	慢性溃疡	màn xìng kuì yáng
대장염	大肠炎	dà cháng yán
십이지장	十二指肠	shí èr zhǐ cháng
구토	呕吐	ǒu tù
트림	打嗝	dǎ gé
식도염	食管炎	shí guǎn yán
쓸개, 담낭	胆	dǎn
식도	食管	shí guǎn
위염	胃炎	wèi yán
위	胃	wèi
위암	胃癌	wèi ái
복부	腹部	fù bù

복근	腹肌	fù jī
복근긴장	腹肌紧张	fù jī jǐn zhāng
위궤양질환	胃溃疡疾病	wèi kuì yáng jí bìng
대변	大便	dà biàn
췌장염	胰腺炎	yí xiàn yán
복막염	腹膜炎	fù mó yán
위천공	胃穿孔	wèi chuān kǒng
위절제후증후군	胃切除后吸收不良综合征	wèi qiē chú hòu xī shōu bú liáng zōng hé zhēng
궤양성위염	溃疡性胃炎	kuì yáng xìng wèi yán

9 부인과 진료

상황1

의사 어디가 불편하세요?

통역

환자 月经时下腹部有伴随痉挛的疼痛。

통역

의사 생리 초반에 심한 통증이 있습니까?

통역

환자 是的。

통역

의사 생리 분비물에 뭉친 피가 있습니까?

통역

의사 어디가 또 불편하세요?

통역

환자 月经前后有出血的症状。

통역

의사 성관계 시 출혈이 있으세요?

통역

환자 没有。

통역

환자 阴部瘙痒。

통역

의사 성병을 앓은 적이 있으세요?

통역

환자 没有。

통역

환자 我从来没有得过性病。

통역

연습문제

보기 생리 시 허리부위에 경련 같은 통증이 있습니다
➡ 月经时腰部有伴随痉挛的疼痛。

1. 생리 초반에 심한 통증이 있습니다 ➡ ____________________
2. 생리 분비물에 뭉친 피가 있습니다 ➡ ____________________
3. 생리 전후로 출혈이 있습니다 ➡ ____________________
4. 성관계 시 질출혈이 있습니다 ➡ ____________________
5. 질 부위에 가려움증이 있습니다 ➡ ____________________

자신의 통역을 확인해보세요.

의사: 어디가 불편하세요?
통역: 您哪里不舒服?

환자: 月经时下腹部有伴随痉挛的疼痛。
통역: 생리 시 아랫배에 경련 같은 통증이 있습니다.

의사: 생리 초반에 심한 통증이 있습니까?
통역: 月经前期有痛经吗?

환자: 是的。
통역: 네.

의사: 생리 분비물에 뭉친 피가 있습니까?
통역: 经血中有凝固的血块吗?

의사: 어디가 또 불편하세요?
통역: 还有哪儿不舒服?

환자: 月经前后有出血的症状。
통역: 생리 전후로 출혈이 있습니다.

의사: 성관계 시 출혈이 있으세요?
통역: 在发生性关系时有过阴道出血的情况吗?

환자: 没有。
통역: 아니요.

환자: 阴部瘙痒。
통역: 질부위에 가려움증이 있습니다.

의사: 성병을 앓은 적이 있으세요?
통역: 您得过性病吗?

환자: 没有。
통역: 아니요.

환자: 我从来没有得过性病。
통역: 한 번도 성병을 앓은 적이 없습니다.

상황2

의사 어디가 불편하세요?

통역

환자 很久没有月经了。

통역

의사 얼마나 오래전부터 생리가 없었습니까?

통역

환자 已经六个月了。

통역

의사 몇 살 때 초경을 했나요?

통역

환자 13岁。

통역

의사 얼마나 지나서 생리주기가 일정해졌나요?

통역

환자 没过多久。

통역

환자 月经量很多。

통역

의사 생리가 얼마간 지속되나요?

통역

환자 四天。

통역

의사 생리 시 몸 상태가 어떤가요?

통역

환자 月经前期有痛经。

통역

의사 생리가 규칙적인가요?

통역

환자 月经有规律。

통역

의사 성생활 시작 이후 생리가 변했나요?

통역

환자 没有。

통역

의사 몇 번의 출산경험이 있으세요?

통역

환자 两次。

통역

의사 아이들 모두 예정일대로 출산했나요?

통역

환자 是的。

통역

환자 孩子们都是在预定的时间内生出来的。

통역

의사 유산 경험이 있으세요?

통역

환자 没有流产经历。

통역

연습문제

보기 몇 살 때 초경을 했나요? ➡ 我有腹痛。

1. 얼마나 오래전부터 생리가 없었습니까? ➡ ______________________

2. 생리량이 많습니까? ➡ ______________________

3. 생리가 얼마간 지속되나요? ➡ ______________________

4. 생리 시 몸 상태가 어떤가요? ➡ ______________________

5. 생리가 불규칙적인가요? ➡ ______________________

자신의 통역을 확인해보세요.

의사: 어디가 불편하세요?
통역: 您哪里不舒服?

환자: 很久没有月经了。
통역: 생리를 안 한 지 오래됐습니다.

의사: 얼마나 오래전부터 생리가 없었습니까?
통역: 已经有多久没来月经了?

환자: 已经六个月了。
통역: 여섯 달째입니다.

의사: 몇 살 때 초경을 했나요?
통역: 第一次月经是什么时候?

환자: 13岁。
통역: 13살입니다.

의사: 얼마나 지나서 생리주기가 일정해졌나요?
통역: 过了多久月经周期开始变得有规律?

환자: 没过多久。
통역: 빨리 일정해졌습니다.

환자: 月经量很多。
통역: 생리량이 많습니다.

의사: 생리가 얼마간 지속되나요?
통역: 月经一般会持续多久?

환자: 四天。
통역: 나흘입니다.

의사: 생리 시 몸 상태가 어떤가요?
통역: 月经时身体怎么样?

환자: 月经前期有痛经。
통역: 생리 초반 심한 통증이 있습니다.

의사: 생리가 규칙적인가요?
통역: 月经有规律吗?

환자: 月经有规律。
통역: 생리가 규칙적입니다.

의사: 성생활 시작 이후 생리가 변했나요?
통역: 开始性生活以后，月经周期产生过变化吗?

환자: 没有。
통역: 아니요.

의사: 몇 번의 출산경험이 있으세요?
통역: 共有几次分娩经历?

환자: 两次。
통역: 두 번 출산했습니다.

의사: 아이들 모두 예정일대로 출산했나요?
통역: 孩子们都是在预定的时间内生出来的吗?

환자: 是的。
통역: 네.

환자: 孩子们都是在预定的时间内生出来的。
통역: 아이들 모두 예정일에 태어났습니다.

의사: 유산 경험이 있으세요?
통역: 有过流产经历吗?

환자: 没有流产经历。
통역: 유산한 적이 없습니다.

상황3

의사 첫 임신이었나요?

통역

환자 是的。

통역

환자 还能怀孕吗?

통역

의사 아니요.

통역

환자 为什么无法怀孕?

통역

의사 임신하면 안 됩니다.

통역

의사 피임약을 사용하세요.

통역

의사 또 불편한 데 없으신가요?

통역

환자 月经前情绪波动。

통역

의사 어디가 또 불편하세요?

통역

환자 月经前有头痛，人也变得忧郁。

통역

의사 황체기에 몸 상태가 안 좋아지나요?

통역

환자 没有。

통역

환자 黄体期时身体状况比较良好。

통역

연습문제

보기 피임약을 사용하시나요? ➡ 请问服用避孕药吗?

1. 유산 경험이 있으세요? ➡ ____________________

2. 생리 전 감정 기복이 심합니까? ➡ ____________________

3. 생리 전 우울해집니까? ➡ ____________________

4. 황체기 때 몸 상태가 비교적 괜찮습니까? ➡ ____________________

5. 생리 전에 젖몸살을 앓나요? ➡ ____________________

자신의 통역을 확인해보세요.

의사: 첫 임신이었나요?
통역: 第一次怀孕吗?

환자: 是的。
통역: 네.

환자: 还能怀孕吗?
통역: 또 임신할 수 있을까요?

의사: 아니요.
통역: 不能。

환자: 为什么无法怀孕?
통역: 왜 임신을 할 수 없나요?

의사: 임신하면 안 됩니다.
통역: 您不能怀孕。

의사: 피임약을 사용하세요.

통역: 请服用避孕药。

의사: 또 불편한 데 없으신가요?

통역: 您哪里不舒服?

환자: 月经前情绪波动。

통역: 생리 전 감정 기복이 심합니다.

의사: 어디가 또 불편하세요?

통역: 您还有哪里不舒服?

환자: 月经前有头痛，人也变得忧郁。

통역: 생리 전 두통이 있고 우울해집니다.

의사: 황체기에 몸 상태가 안 좋아지나요?

통역: 黄体期时身体会出现问题吗?

환자: 没有。

통역: 아니요.

환자: 黄体期时身体状况比较良好。

통역: 황체기 때 몸 상태가 비교적 괜찮습니다.

부인과 진료 상황에서 의사가 자주 사용하는 질문 및 표현

생식기에서 분비물이 나오나요?	生殖器有分泌物吗?
분비물이 많이 나오나요?	分泌物的量很多吗?
분비물에 고름이 있으세요?	分泌物有脓水吗?
분비물에 피가 섞여 나오나요?	分泌物带有血水吗?
분비물에 불쾌한 냄새가 나나요?	分泌物有恶臭吗?
평소에 질에서 냉이 나오나요?	平时也有阴道分泌物吗?
성관계 시 질에서 출혈이 있었나요?	性关系时有过阴道出血的情况吗?
몇 살 때 폐경이 왔나요?	什么时候闭经的?
몇 살 때 초경을 했나요?	第一次月经是什么时候?
얼마나 지나서 생리주기가 일정해졌나요?	过了多久生理周期才变得稳定下来?
생리 초반에 심한 통증이 있으세요?	月经前期有痛经吗?
성생활 시작 이후 생리가 달라졌나요?	开始性生活后，月经周期发生变化了吗?
유산한 이후 생리가 달라졌나요?	流产后，月经周期发生变化了吗?
출산한 이후 생리가 달라졌나요?	分娩后，月经周期发生变化了吗?
생리량이 많나요?	月经量多吗?
생리량이 적나요?	月经量少吗?
생리통이 있으세요?	有痛经吗?
하루에 생리대 몇 개가 필요하시나요?	一天需要几个卫生巾?
규칙적으로 생리를 하시나요?	月经周期有规律吗?
불규칙적으로 생리를 하시나요?	月经不调吗?
마지막으로 생리를 한 게 언제인가요?	最后一次的月经是什么时候?
생리는 며칠 동안 지속되나요?	月经持续几天?
생리주기가 어떻게 되나요?	月经周期是多少?
생리가 비정상적으로 진행된 적이 있으세요?	月经有没有出现过反常?
생리 전에 젖몸살을 앓나요?	月经前有乳房胀痛的感觉吗?

생리 전에 민감해지나요?	月经前会变得敏感吗?
생리 전에 우울해지나요?	月经前心情会变忧郁吗?
생리 시 아랫배에 경련이 일어나세요?	月经时下腹有伴随绞痛吗?
생리 시 허리에 경련이 일어나세요?	月经时腰部有伴随绞痛吗?
생리 분비물은 어떤 색을 띠나요?	经血呈什么颜色?
어두운 붉은색인가요? 밝은 빨간색인가요?	暗红色还是亮红色?
생리 분비물에 피가 뭉쳐있으세요?	经血中有凝固的血块吗?
생리주기 전후로 혈이 비치나요?	月经前后有出血的症状吗?
임신을 계획하고 있으신가요?	最近在计划要孩子吗?
임신상태인가요?	您怀孕了吗?
생리가 없으신지 얼마나 되셨나요?	什么时候开始没有月经的?
불임이십니다.	您患有不孕不育症。
임신한 적이 있으세요?	以前怀过孕吗?
몇 번 출산했나요?	进行了几次分娩?
모든 아이를 예정일대로 출산하셨나요?	孩子们都是在预定的时间内生出来的吗?
낙태 경험이 있으세요?	有过堕胎经历吗?
유산 경험이 있으세요?	有过流产经历吗?
유산을 몇 번 하셨나요?	有过几次流产经历?
유산의 원인은 무엇이었나요?	流产的原因是什么?
임신 몇 달째에 유산이 되었나요?	在怀孕几个月的时候流产的?
열욕을 하면 안 됩니다.	不要泡热水澡。
심신의 안정을 취해야 합니다.	需要让身心恢复稳定。
엄격한 침상안정이 필요합니다.	需要卧床休息。
피임을 하시나요?	您有在避孕吗?
어떤 피임법을 사용하시나요?	您在怎么避孕的?
첫 임신인가요?	第一次怀孕吗?

몇 살 때 성생활을 시작했나요?	第一次发生性关系是在什么时候?
임신하면 안 됩니다.	您不能怀孕。
피임기구를 사용하세요.	请使用避孕工具。
가슴검사를 해야 합니다.	需要进行胸部检查。
윗옷을 벗어주세요.	请您脱掉上衣。
월경전증후군	经期前综合症
긴장	紧张
조울증	躁郁症
두통	头痛
아랫배통증	下腹部疼痛
대퇴부통증	大腿部疼痛
황체기에 몸 상태가 안 좋아지나요?	在黄体期身体有不适的感觉吗?
질 부위에 가려움증이 있으세요?	阴部有瘙痒的感觉吗?
질부위에 통증이 있으세요?	阴部有疼痛的感觉吗?
최근 비정상적 출혈이 있었나요?	最近有过反常的出血症状吗?

부인과 진료 상황에서 환자의 증상 호소 표현

임신을 계획하고 있습니다.	正在计划要孩子。
임신 중 입니다.	已经怀孕了。
생리를 안 한 지 오래됐습니다.	很久没有来月经了。
어째서 임신이 불가능한가요?	为什么无法怀孕?
생식기에서 분비물이 나옵니다.	生殖器有分泌物。
분비물의 양이 많습니다.	分泌物的量很多。
분비물 속에 고름이 나옵니다.	分泌物伴随着脓水。
분비물에 피가 나옵니다.	分泌物伴随着血水。
분비물에서 불쾌한 냄새가 납니다.	分泌物伴随着恶臭。
냉이 자주 분비되는 것이 걱정됩니다.	阴道时常会有分泌物。
성관계 시 출혈이 있습니다.	发生性关系时出过血。
생리 초반 심한 통증이 있습니다.	月经前期有痛经。
생리가 성생활 시작이후 변했습니다.	开始性生活后，月经周期产生了变化。
생리가 출산 이후 변했습니다.	分娩后，月经周期产生了变化。
생리가 유산한 이후 변했습니다.	流产后，月经周期产生了变化。
생리량이 많습니다.	月经量多。
생리량이 적습니다.	月经量少。
생리통이 있습니다.	有痛经。
생리 전 젖몸살을 앓습니다.	月经前乳房胀痛。
생리 전 예민해집니다.	月经前会变得很敏感。
생리 전 우울해집니다.	月经前情绪变得忧郁。
생리시 아랫배에 경련이 일어납니다.	月经时下腹部有绞痛。
생리 분비물에 피가 뭉쳐있습니다.	经血中有凝固的血块。
생리 전후로 출혈이 있습니다.	月经前后有出血症状。
임신 3개월입니다.	怀孕三个月了。

첫 임신 때에는 유산이 되었고 두 번째 임신 때에는 정상적으로 출산했습니다.	第一个怀孕时流产，第二个怀孕时顺利分娩。
임신 당시 합병증을 앓지 않았습니다.	怀孕当时没有患综合症。
건강한 상태에서 임신과 출산을 했습니다.	在健康的状态下怀孕和分娩的。
두 번 출산했습니다.	生了两个孩子。
아이들 모두 예정일대로 출산했습니다.	孩子们都是在预定的时间内生出来的。
낙태 경험이 없습니다.	没有堕胎经历。
피임을 합니다.	最近在避孕。
두 번째 임신입니다.	第二次怀孕。
3번 임신했었습니다.	共怀了三次孕。
아이를 가질 수 있을까요?	还能怀孕吗?
생리 전 감정 기복이 큽니다.	月经前情绪波动。
생리 초반에 두통이 있고 우울해집니다.	月经前期有头痛，而且很忧郁。
생리 초반에 아랫배에 통증이 있습니다.	月经前期下腹部有疼痛感。
황체기 때 몸 상태가 비교적 괜찮습니다.	黄体期时身体状况比较良好。
질부위에 가려움증이 있습니다.	阴部瘙痒。
질부위에 통증이 있습니다.	阴部有疼痛感。
한 번도 성병을 앓은 적이 없습니다.	从来没有患过性病。

알아두면 유익한 용어

유산	流产	liú chǎn
낙태	堕胎	duò tāi
부속기염	子宫附件炎	zǐ gōng fù jiàn yán
무월경	无月经	wú yuè jīng
제왕절개	剖腹产	pōu fù chǎn
생리출혈	月经出血	yuè jīng chū xiě
갱년기증후군	更年期障碍	gèng nián qī zhàng ài
갱년기	更年期	gèng nián qī
질염	阴道炎	yīn dào yán
피임약	避孕药	bì yùn yào
피임기구	避孕工具	bì yùn gōng jù
자궁경부낭종, 물혹	子宫颈囊肿	zǐ gōng jǐng náng zhǒng
생리불순	月经不调	yuè jīng bù tiáo
출산, 분만	分娩	fēn miǎn
여성불임	女性不孕	nǚ xìng bú yùn
부인과	妇科	fù kē
자궁경부	子宫颈	zǐ gōng jǐng
생리주기	月经周期	yuè jīng zhōu qī
생리	月经	yuè jīng
난소	卵巢	luǎn cháo
난소암	卵巢癌	luǎn cháo ái
난자	卵子	luǎn zǐ
통증을수반하는생리	痛经	tòng jīng
임신부	孕妇	yùn fù
임신	怀孕	huái yùn
임신징후	怀孕迹象	huái yùn jì xiàng

난자증가	卵子增多	luǎn zǐ zēng duō
임신중독증	妊辰中毒症	rèn chén zhōng dú zhèng
생식기분비물	生殖器分泌物	shēng zhí qì fēn mì wù
자궁부속기관	子宫附件	zǐ gōng fù jiàn
나팔관	输卵管	shū luǎn guǎn
자궁	子宫	zǐ gōng
질	阴道、阴部	yīn dào, yīn bù
외음부	外阴部	wài yīn bù
외음부질염	外阴道炎症	wài yīn dào yán zhèng
자궁 외 임신	宫外孕	gōng wài yùn

10 진단 및 처방 상황

진단명 통보 및 치료를 처방하는 상황에서 의사가 자주 사용하는 질문 및 표현	
무엇이 통증을 일으키나요?	引发疼痛的原因是什么?
뭘 하고 나면 통증이 생기나요?	做完什么会产生疼痛?
통증이 어떤가요? 오래 계속되나요?	疼得厉害吗?持续很久吗?
경련이나 심한 통증이 있으세요?	有没有绞痛或剧痛?
약한 통증이나 둔한 통증이 있으세요?	有没有微痛或钝痛?
갑작스런 통증이 있으세요?	有没有急性疼痛?
어느 부분이 아픈가요?	哪里疼?
어느 쪽으로 통증이 가나요?	感觉疼痛在往哪个方向转移?
통증이 위쪽으로 가나요, 팔 다리로 가나요?	感觉疼痛向上边，还是向胳膊或腿转移?
이런 통증 발작이 처음인가요?	第一次产生这种疼痛吗?
통증이 가라앉았나요?	疼痛缓解了吗?
통증이 가라앉지 않았나요?	还在疼吗?
통증이 약해지나요?	疼痛减轻了吗?
통증이 심해지나요?	疼痛在加剧吗?
통증이 무엇 때문에 생긴다고 보나요?	您认为是什么在引发疼痛?
여기가 집중적으로 아픈가요?	疼痛集中在这一部位吗?
여기가 아픈 가요?	这里疼吗?
지금 통증이 느껴지는 곳을 보여주세요.	请您指一下哪里疼。
어느 자세로 있을 때 통증이 더 심해지나요?	什么姿势会让疼痛加剧?

통증이 갑자기 생겼나요?	疼痛是突然产生的吗?
통증이 점차 생겼나요?	疼痛是渐渐产生的吗?
무엇이 통증 해소에 도움이 되나요?	怎样才能缓解疼痛?
안정을 취한 후에 통증이 가라앉나요?	在稍加休息后，疼痛会减轻吗?
약 복용 후에 통증이 가라앉나요?	服完药后，疼痛会减轻吗?
금식 후에 통증이 가라앉나요?	禁食后，疼痛会减轻吗?
어떨 때 통증을 느끼시나요?	什么时候会感到疼痛?
질병으로 몸이 약해졌습니다.	患病后身体变差了。
환자분이 초기 암을 앓는 것으로 추정됩니다.	初步诊断您患上了早期癌症。
환자분이 말기 암을 앓는 것으로 추정됩니다.	初步诊断您患上了晚期癌症。
병세가 악화되었습니다.	病情正在恶化。
병세가 확대되고 있는 상태입니다.	病情正在扩散。
이것은 전형적인 증상입니다.	这是典型的症状。
이것은 전형적이지 않은 증상입니다.	这并不是典型的症状。
환자분은 얼마 전 심각한 질병을 앓았습니다.	患者在不久前患上了严重的疾病。
이번에는 다른 병에 걸렸어요.	这次是患上了别的病。
치료 받은 다음 병세가 좀 호전되었습니다.	在接受治疗后，病情有所好转了。
치료 받은 다음에도 계속 악화되고 있어요.	在接受治疗后，病情依然在恶化。
이 질환은 일반적으로 아이들이 걸립니다.	孩子们一般会患上这一疾病。
이 병은 불치병입니다.	这是绝症。
이 병은 전염병입니다.	这是传染病。
이 병은 유전병입니다.	这是遗传性疾病。
이는 병원학에도 알려지지 않은 질환입니다.	目前在医学界还没有这一疾病的相关资料。
복막염이 확장기에 있습니다.	腹膜炎正在扩散。
제 진단은 급성맹장입니다.	我认为您患上的是急性阑尾炎。
제 진단은 서혜부감돈탈장입니다.	我认为您患上的是腹股沟嵌顿疝。

제 진단은 위천공성궤양입니다.	我认为您患上的是胃溃疡性穿孔。
진단이 정확하다고 생각됩니다.	我认为诊断是正确的。
환자의 전체적인 건강검진결과를 토대로 진단을 내립니다.	综合考虑患者的身体检查结果后，再进行诊断。
X-ray 검사로 확진 되었습니다.	通过X光检查已经确诊了。
제가 내린 첫 진단을 고수합니다.	我坚持我的第一个诊断。
병력과 통증의 특성을 고려했을때, 위암으로 추정됩니다.	考虑到病历和疼痛的特点，初步诊断您患上胃癌。
검사 결과를 근거로 진단을 내립니다.	需要根据检查结果，做出诊断。
간단한 검사에도 불구하고 진단 결과가 명확합니다.	尽管检查过程很简单，不过诊断结果是明确的。
진단에 의심의 소지가 있습니다.	我认为诊断有不妥之处。
천공성 궤양인 것 같습니다.	看起来像穿孔性溃疡。
평소와 같지 않은 증세가 없나요?	有没有反常的症状?
경각심을 불러일으키는 증세가 없나요?	有没有引起警惕的症状?
임상 증세가 일반적인 경우와 좀 다릅니다.	临床症状与平时的症状有所不同。
이 증상들만으로는 잘 모르겠습니다.	光靠这些症状还无法断定病情。
공복인 상태로 금요일에 다시 내원하세요.	周五请空腹前来就诊。
이 약을 복용하고 일주일 후에 오세요.	服用完这个药后，过一周再来就诊吧。
내일 다시 심전도 검사를 진행하겠습니다.	明天将重新进行心电图检查。
내일 다음 검사를 진행하겠습니다.	明天将进行下一项检查。
항생제를 처방하겠습니다.	给您开了抗生素药物。
금연하셔야 합니다.	需要戒烟。
금주하셔야 합니다.	需要戒酒。
정해진 식단대로 먹어야 합니다.	需要根据特定的食谱进食。
며칠 동안 침상안정을 취해야 합니다.	请卧床休息几天。
3일간의 침상안정이 필요합니다.	需要卧床休息三天。

긁지 마세요.	不要用手挠。
3일간 목욕을 하지 마세요.	请三天不要洗澡。
3일간 술과 커피를 마시면 안 됩니다.	三天内不要喝酒喝咖啡。
햇빛을 직접적으로 받지 않도록 하세요.	请避免阳光直射。
다시 출근할 수 있을 것 같나요?	觉得可以上班了吗?
약을 처방하겠습니다.	给您开个药。
이 약을 매일 복용하세요.	请每天服用这个药。
이 병은 위험하지 않습니다.	这个病并不危险。
심각하지 않습니다.	不严重。
걱정하지 마세요.	不用担心。
재발할 수 있습니다.	有可能会复发。
환자분은 완쾌되었습니다.	患者已经痊愈了。

진단명 통보 및 치료를 처방하는 상황에서 환자의 증상 호소 표현

검사결과 어떤 진단이 나왔나요?	检查结果出了什么诊断?
무슨 처방을 내리셨나요?	您开的处方是什么?
어떤 진단이 옳다고 보시나요?	您觉得哪个诊断是正确的?
이 질환의 임상증세는 어떻게 되나요?	这一疾病的临床症状是什么?
이 질환의 증세가 어떻나요?	这一疾病有什么症状?
의사 소견서를 발급해주실 수 있으세요?	能给我开个医生诊断书吗?
두통 약을 처방해 줄 수 있으세요?	能给我开个缓解头痛的药吗?
통증이 지속적으로 있습니다.	疼痛持续了一段时间。
통증이 심합니다.	疼得厉害。
급성통증이 있습니다.	是急性疼痛。

이런 통증은 처음입니다.	第一次有这种疼痛感。
통증이 팔로 전달됩니다.	疼痛转移到了胳膊。
통증이 어깨로 전달됩니다.	疼痛转移到了肩膀。
통증이 많이 가라앉았습니다.	疼痛缓解了不少。
통증이 가라앉지 않았습니다.	还是疼。
통증이 약해졌습니다.	疼痛减轻了。
통증이 심해졌습니다.	疼痛在加剧。
특정한 음식을 섭취하면 통증이 약해집니다.	吃特定的东西，疼痛就减轻了。
안정을 취하니 통증이 약해졌습니다.	稍加休息后，疼痛减轻了。
질병으로 몸이 약해졌습니다.	得病后身体变差了。
제가 왜 이런 건가요?	为什么会这样?
제가 나을 수 있을까요?	我能痊愈吗?
저에게 항생제를 처방해 줄 수 있으세요?	能给我开个抗生素药物吗?
재발할까요?	会复发吗?
다시 출근할 수 있을 거라 생각됩니다.	觉得能上班了。
병이 심해졌나요?	病情恶化了吗?
통증이 갑자기 생겼습니다.	突然感觉到了疼痛。
지금 여기에 통증이 느껴집니다.	这里疼。

알아두면 유익한 용어

병악화	病情恶化	bìng qíng è huà
기본진단	基本诊断	jī běn zhěn duàn
통증으로 고통받다	因疼痛备受折磨	yīn téng tòng bèi shòu zhé mó
통증의 특징	疼痛的特点	téng tòng de tè diǎn
임상진단	临床诊断	lín chuáng zhěn duàn
질병의 영향	疾病导致的后果	jí bìng dǎo zhì de hòu guǒ
옳은 진단	正确的诊断	zhèng què de zhěn duàn
투병하다	卧病在床	wò bìng zài chuáng
병, 질환	疾病	jí bìng
병의 진행	病情发展情况	bìng qíng fā zhǎn qíng kuàng
진단	诊断	zhěn duàn
병세악화	病情扩散	bìng qíng kuò sàn
일반건강검진	一般的身体检查	yī bān de shēn tǐ jiǎn chá
유전병	遗传性疾病	yí chuán xìng jí bìng
아프다, 병에 걸리다	不舒服，患病	bù shū fu, huàn bìng
질병초기	...病前期	...bìng qián qī
병에 걸리기 쉬운 체질	易生病的体质	yì shēng bìng de tǐ zhì
병력	病历	bìng lì
환자검진방법	患者诊断方法	huàn zhě zhěn duàn fāng fǎ
발병	发病	fā bìng
통증	疼痛	téng tòng
원인을 알 수 없는 통증	不明原因的疼痛	bù míng yuán yīn de téng tòng
발병, 병원(病原)	发病、病原体	fā bìng, bìng yuán tǐ
질병 치료 후 경과	恢复过程	huī fù guò chéng
만성병	慢性病	màn xìng bìng
수술 후 진단	手术后进行就诊	shǒu shù hòu jìn xíng jiù zhěn

재발질환	复发的疾病	fù fā de jí bìng
병의 차도	病情进展	bìng qíng jìn zhǎn
병약함	衰弱	shuāi ruò
환자상태	患者的状态	huàn zhě de zhuàng tài
발병	发病	fā bìng
병세	病状	bìng zhuàng
증후군	症候群、综合征	zhèng hòu qún, zōng hé zhēng

11 응급실 상황

상황1

의사 무슨 일이 있었나요?

통역

환자 摔倒之后，胳膊变得无法动弹。

통역

의사 팔 X-ray를 찍어야 합니다.

통역

의사 가능한 만큼 팔을 구부려보세요.

통역

의사 외상을 입은 후로 시간이 얼마나 지났나요?

통역

환자 受到外伤后过了两周。

통역

의사 과거에 심각한 외상을 입은 적이 있으세요?

통역

환자 没有。

통역

의사 어떻게 사고가 발생했는지 기억나나요?

통역

환자 在台阶上摔倒了。

통역

의사 외상을 입고 바로 다친 다리를 디딜 수 있었나요?

통역

환자 不能。

통역

환자 走起路来很费劲。

통역

의사 3개월간 무리한 신체활동을 하면 안 됩니다.

통역

의사 목발을 짚으면서 조금씩 걸어 다니세요.

통역

의사 다친 다리에 무리하게 체중을 싣지 마세요.

통역

환자 X光片结果怎么样?

통역

의사 심각한 손상은 없습니다.

통역

의사 외상만 있습니다.

통역

연습문제

보기 넘어지셨나요? ➡ 请问摔倒了吗?

1. 팔을 움직일 수가 있습니까? ➡ ____________________

2. 과거에 심각한 외상을 입은 적이 있으세요? ➡ ____________________

3. 과거에 골절이 있으셨나요? ➡ ____________________

4. 계단에서 넘어졌습니까? ➡ ____________________

5. 걸을 때 어려움이 있습니까? ➡ ____________________

자신의 통역을 확인해보세요.

의사: 무슨 일이 있었나요?
통역: 发生什么事情了?

환자: 摔倒之后，胳膊变得无法动弹。
통역: 넘어지고 나서 팔을 움직일 수가 없습니다.

의사: 팔 X-ray를 찍어야 합니다.
통역: 胳膊需要照X光。

의사: 가능한 만큼 팔을 구부려보세요.
통역: 请最大限度地弯曲胳膊。

의사: 외상을 입은 후로 시간이 얼마나 지났나요?
통역: 受到外伤后过了多久?

환자: 受到外伤后过了两周。
통역: 외상 후로 2주일이 지났습니다.

의사: 과거에 심각한 외상을 입은 적이 있으세요?
통역: 过去受过严重的外伤吗?

환자: 没有。
통역: 아니요.

의사: 어떻게 사고가 발생했는지 기억나나요?

통역: 记得事故是怎么发生的吗?

환자: 在台阶上摔倒了。

통역: 계단에서 넘어졌습니다.

의사: 외상을 입고 바로 다친 다리를 디딜 수 있었나요?

통역: 在受到外伤后，能立即用受伤的腿踩地吗?

환자: 不能。

통역: 아니요.

환자: 走起路来很费劲。

통역: 걸을 때 어려움이 있습니다.

의사: 3개월간 무리한 신체활동을 하면 안 됩니다.

통역: 三个月内请避免剧烈运动。

의사: 목발을 짚으면서 조금씩 걸어 다니세요.

통역: 请每天拐着拐杖走一会。

의사: 다친 다리에 무리하게 체중을 싣지 마세요.

통역: 不要在受伤的腿上施压。

환자: X光片结果怎么样?

통역: X-ray 사진상 어떤가요?

의사: 심각한 손상은 없습니다.

통역: 伤得并不严重。

의사: 외상만 있습니다.

통역: 只有外伤。

상황2

의사 어떻게 외상을 입었나요?

통역

환자 遇到了事故。

통역

의사 사고 당시 머리를 부딪치면서 의식을 잃었나요?

통역

환자 当时随着头部被撞击失去了意识。

통역

의사 얼마나 의식을 잃었었습니까?

통역

환자 失去意识后昏迷了10分钟。

통역

연습문제

보기 넘어졌나요? ➡ 请问摔到了吗?

1. 부딪히셨나요? ➡ ____________________
2. 미끄러지셨나요? ➡ ____________________
3. 다리를 겹질렸나요? ➡ ____________________
4. 머리를 부딪치면서 의식을 잃으셨나요? ➡ ____________________
5. 환자분한테 발생한 일이 모두 생각나세요? ➡ ____________________

자신의 통역을 확인해보세요.

의사: 어떻게 외상을 입었나요?
통역: 怎么受的外伤?

환자: 遇到了事故。
통역: 사고를 당했습니다.

의사: 사고 당시 머리를 부딪치면서 의식을 잃었나요?
통역: 遇到事故时随着头部被撞击失去了意识吗?

환자: 当时随着头部被撞击失去了意识。
통역: 사고 당시 머리를 부딪치면서 의식을 잃었습니다.

의사: 얼마나 의식을 잃었었습니까?
통역: 失去意识后昏迷了多久?

환자: 失去意识后昏迷了10分钟。
통역: 10분간 의식을 잃었었습니다.

상황3

환자 我是怎么了?

통역

의사 심각한 외상을 입었습니다.

통역

의사 개방성 탈골입니다.

통역

환자 我是怎么了?

통역

의사 대퇴골 후방 탈구입니다.

통역

의사 마취 직후에 탈골을 맞춰야 합니다.

통역

연습문제

정확한 뜻과 연결하세요.

1. 타박상	踝关节受伤
2. 화상	膝关节受伤
3. 근육 좌상	挫伤
4. 발목관절 손상	脚部受伤
5. 발 부상	烧伤
6. 무릎관절 손상	肌肉拉伤

자신의 통역을 확인해보세요.

환자: 我是怎么了?
통역: 제가 왜 이런 건가요?

의사: 심각한 외상을 입었습니다.
통역: 您受了严重的外伤。

의사: 개방성 탈골입니다.
통역: 是开放性骨折。

환자: 我是怎么了?
통역: 제가 왜 이런 거죠?

의사: 대퇴골 후방 탈구입니다.
통역: 您的大腿骨脱臼了。

의사: 마취 직후에 탈골을 맞춰야 합니다.
통역: 需要在麻醉后进行复位。

상황4

의사 어디가 불편하신가요?

통역

환자 在台阶上摔倒了。

통역

의사 넘어지고 난 후에 구토를 하거나 의식을 잃었나요?

통역

환자 没有。

통역

의사 어디에 부딪혔나요?

통역

환자 胳膊骨折了。

통역

의사 넘어진 건가요? 아니면 부딪힌 건가요?

통역

환자 摔倒了。

통역

의사 팔을 편 채로 짚고 넘어졌나요?

통역 ______

환자 不是。

통역 ______

연습문제

보기 목발을 짚으면서 조금씩 걸어 다니세요 → 请每天拐着拐杖走一会。

1. 다친 다리에 무리하게 체중을 싣지 마세요 → ______
2. 다친 다리에도 무게를 싣고 걸으세요 → ______
3. 다치지 않은 다리에 무게를 실으세요 → ______
4. 다친 팔 체조, 마사지를 하세요 → ______
5. 가벼운 손가락 운동을 하세요 → ______

자신의 통역을 확인해보세요.

의사: 어디가 불편하신가요?
통역: 您哪里不舒服?

환자: 在台阶上摔倒了。
통역: 계단에서 넘어졌습니다.

의사: 넘어지고 난 후에 구토를 하거나 의식을 잃었나요?
통역: 摔倒后有呕吐或失去意识的经历吗?

환자: 没有。
통역: 아니요.

의사: 어디에 부딪혔나요?
통역: 撞到哪儿了?

환자: 胳膊骨折了。
통역: 팔이 부러졌습니다.

의사: 넘어진 건가요? 아니면 부딪힌 건가요?
통역: 是摔倒的，还是被撞倒的?

환자: 摔倒了。
통역: 넘어졌습니다.

의사: 팔을 편 채로 짚고 넘어졌나요?
통역: 是在胳膊伸直的状态下摔倒的吗?

환자: 不是。
통역: 아니요.

응급실 상황에서 의사가 자주 사용하는 질문 및 표현

근육 염좌입니다.	肌肉拉伤了。
다리 X-ray를 찍어야 합니다.	需要照腿部的X光。
X-ray 사진에 ...가 보입니다.	在这张X光片中可以看到...。
가능한 만큼 팔을 굽혀보세요.	请最大限度地弯曲胳膊。
무릎을 굽혀보세요.	请弯曲膝盖。
다리를 펴세요.	请将腿伸直。
어떻게 외상을 입었나요?	这外伤是怎么来的?
어떻게 부상을 당했나요?	您是怎么受伤的?
넘어지면서 팔을 접질렀나요?	在摔倒的时，扭到胳膊了吗?
넘어졌나요?	摔倒了吗?
부딪혔나요?	被撞了吗?
미끄러졌나요?	滑倒了吗?
다리를 겹질렸나요?	扭到脚了吗?
어디서 응급치료를 받았나요?	在哪接受的急救?
치료를 받으러 바로 의사한테 갔나요?	马上去找医生了吗?
치료를 받으러 바로 외과로 갔나요?	马上去外科医院了吗?
외상을 당하고 얼마나 시간이 흘렀나요?	受到外伤后过了多久?
외상 후 바로 다친 다리를 디딜 수 있었나요?	在受到外伤后，能立即用受伤的腿踩地了吗?
넘어지고 난 후 구토를 하셨나요?	在摔倒后有过呕吐吗?
넘어지고 난 후 의식을 잃어버렸나요?	在摔倒后有过失去意识吗?
사고가 어떻게 발생했는지 기억나시나요?	记得事故是怎么发生的吗?
의식을 잃어서 넘어진 건가요?	是在失去意识后摔倒的吗?
머리를 부딪치면서 의식을 잃은 건가요?	是在头部受到撞击后失去意识的吗?
환자분한테 발생한 일이 모두 생각나나요?	能记得发生什么事情了吗?
외상을 입은 후 소변을 봤나요?	受到外伤后尿过尿吗?

외상 후 사물이 두 겹으로 보이지 않았나요?	外伤后看东西的时,有没有发生重叠?
외상 후 청력이 나빠지진 않으셨나요?	外伤后，听力有没有下降?
과거에 심각한 외상을 입은 적이 있었나요?	过去受过严重的外伤吗?
과거에 골절된 적 있었나요?	过去有过骨折吗?
머리를 다친 적이 있으세요?	头部受过伤吗?
뇌상을 당한 적이 있으세요?	脑部受过伤吗?
넘어진 건가요? 아니면 부딪힌 건가요?	是摔倒了还是被撞到了?
어디에 부딪힌 건가요?	被什么东西撞到的?
다시 탈골될 수 있습니다.	有再次脱臼的可能性。
3개월간 무리한 신체활동을 하면 안 됩니다.	三个月之内请避免剧烈运动。
심각한 부상은 입지 않았습니다.	伤情并不严重。
외상만 있습니다.	只有外伤。
무리한 신체 활동은 불가능합니다.	无法进行剧烈运动。
무리한 신체 활동하는 게 어렵습니다.	很难进行剧烈运动。
탈골이 치료되었습니다.	已经治好了脱臼。
뼈 손상은 없습니다.	骨头没有受伤。
데어서 생긴 수포가 터졌습니다.	烫伤起的水泡被弄破了。
수포 안에 있던 것이 흘렀습니다.	水泡里的东西都流出来了。
복사뼈 골절은 없습니다.	踝骨没有骨折。
인대만 늘어났습니다.	只有韧带拉伤了。
어깨골절이 있습니다.	肩部骨折了。
대퇴골골절이 있습니다.	大腿骨骨折了。
뼈의 상부에 전위 골절이 있습니다.	骨头的上面有粉碎性骨折。
뼈의 하부에 비전위 골절이 있습니다.	骨头的下面有局部骨折。
두개골 손상이 없습니다.	颅骨没有受伤。
대퇴골후방탈구 입니다.	大腿骨脱臼了。
마취 직후에 탈골을 맞춰야 합니다.	需要在麻醉后进行复位。

목발을 사용하시나요?	您在使用拐杖吗?
목발을 짚으면서 조금씩 걸어 다니세요.	请拐着拐杖每天走一会。
다친 다리 쪽으로 무게를 싣지 마세요.	不要将身体重心放到受伤的腿部。
다친 다리에도 무게를 싣고 걸으세요.	请将身体重心也放到受伤的腿部。
다치지 않은 다리에 무게를 실으세요.	请将身体重心放到没有受伤的腿上。
건강한 다리에 무게를 실으세요.	请将身体重心放到健康的腿上。
다친 다리에 적당히 마사지 해도 됩니다.	可以适当地按摩受伤的腿部。
다친 다리에 발가락 운동을 많이 하세요.	多做一些脚趾运动。
다친 팔에 적당한 운동을 하세요.	对受伤的胳膊进行适当的运动。
다친 팔에 가벼운 손가락 운동을 하세요.	对受伤的胳膊，做一些简单的手指运动。
어디에 부딪혔나요?	撞到哪里了?
개방탈구가 있습니다.	有开放性骨折。
중상을 입은 적이 있으세요?	以前受过重伤吗?
산업재해를 입은 적이 있으세요?	以前受过工伤吗?
이렇게 아프신지 얼마나 됐나요?	这种症状持续多久了?
이런 적이 처음이신가요?	这种症状是第一次出现的吗?
다른 약을 복용하고 있으신가요?	您还在吃别的药吗?
알레르기가 있으신가요?	您有过敏的东西吗?

응급실 상황에서 환자의 증상 호소 표현

넘어졌습니다.	摔倒了。
넘어지고나서 더이상 팔을 움직일 수 없어요.	摔倒之后，胳膊变得无法动弹。
다쳤습니다.	受伤了。
걸을 때 어려움이 있습니다.	走起路来很费劲。
무릎을 다쳤습니다.	膝盖受伤了。
다리가 부러졌습니다.	腿部骨折了。
발가락이 부러졌습니다.	脚趾骨折了。
팔이 부러졌습니다.	胳膊骨折了。
손가락이 부러졌습니다.	手指骨折了。
오른쪽 복사뼈가 탈골된 것 같습니다.	感觉右边的踝骨骨折了。
벌레에 물렸습니다.	被虫子咬到了。
벌레에 쏘였습니다.	被虫子蛰伤了。
손가락을 베였습니다.	割到手指了。
근육 염좌가 있습니다.	肌肉拉伤了。
팔을 데었습니다.	胳膊烫伤了。
계단에서 넘어졌습니다.	在台阶摔倒了。
사고를 당했습니다.	遇到了事故。
차에 치였습니다.	被车撞了。
사고 당시 머리를 부딪치면서 의식을 잃었습니다.	遇到事故时，随着头部被撞失去了意识。
제 아이가 다리미에 손바닥을 데었습니다.	我家孩子的手心被熨斗烫伤了。
제 딸이 손을 다쳤습니다.	我家女儿的手受伤了。
외상을 입은 후로 2주가 지났습니다.	受到外伤后过了两周。
사고가 어떻게 일어났는지 기억이 나지 않습니다.	记不起来事故是怎么发生的了。
의식을 10분간 잃었습니다.	失去意识后大概昏倒了10分钟。
제게 발생한 모든 일을 기억합니다.	我记得所有事情。

과거에 심각한 외상을 입은 적이 없습니다.	过去没有受过严重的外伤。
머리를 부딪쳤습니다.	头部被撞到了。
팔을 부딪쳤습니다.	胳膊被撞到了。
허리를 삐었습니다.	腰部被扭了。
목발을 사용합니다.	拐着拐杖。
제 아이가 다쳤습니다.	我的孩子受伤了。
제 남편이 / 제 아내가	我丈夫/我妻子
제 아들이 / 제 딸이	我儿子/我女儿
제 아이가 / 제 친구가	我孩子/我朋友
의식이 없습니다.	没有意识。
피를 흘립니다.	流血。
심하게 다쳤습니다.	伤得很严重。
물집이 생겼습니다.	起了水泡。
종기가 생겼습니다.	有了疮。
타박상을 입었습니다.	挫伤了。
화상을 입었습니다.	烧伤了。
베인 상처가 있습니다.	切伤了。
찰과상을 입었습니다.	擦伤了。
벌레에 쏘였습니다.	被虫子蛰了。
발진이 생겼습니다.	起了疹子。
인대가 늘어났어요.	韧带拉伤了。
아픕니다.	很痛。

알아두면 유익한 용어

팔부상	胳膊受伤	gē bo shòu shāng
부상	受伤	shòu shāng
벌레에 쏘임	被虫子蛰伤	bèi chóng zi zhé shāng
부딪힘	被撞	bèi zhuàng
타박상	挫伤	cuò shāng
화상	烧伤	shāo shāng
흉부 손상	胸部损伤	xiōng bù sǔn shāng
폐쇄성 탈골	闭合性脱臼	bì hé xìng tuō jiù
폐쇄성 골절	闭合性骨折	bì hé xìng gǔ zhé
폐쇄성 손상	闭合性损伤	bì hé xìng sǔn shāng
두개골 외상	颅骨外伤	lú gǔ wài shāng
뇌외상	脑部外伤	nǎo bù wài shāng
손상	损伤	sǔn shāng
발목관절 손상	踝关节受伤	huái guān jié shòu shāng
발부상	脚部受伤	jiǎo bù shòu shāng
무릎관절 손상	膝关节受伤	xī guān jié shòu shāng
말초신경 손상	末梢神经损伤	mò shāo shén jīng sǔn shāng
탈골, 탈구	脱臼	tuō jiù
탈골 맞추기	复位	fù wèi
팔뚝	小臂	xiǎo bì
동상	冻伤	dòng shāng
골절	骨折	gǔ zhé
총상	枪伤	qiāng shāng
부목을 대기	固定夹板	gù dìng jiā bǎn
하반신 손상	下半身受伤	xià bàn shēn shòu shāng
많은 상처	多处受伤	duō chù shòu shāng

근육 염좌	肌肉拉伤	jī ròu lā shāng
개방성 골절	开放性骨折	kāi fàng xìng gǔ zhé
개방성 손상	开放性损伤	kāi fàng xìng sǔn shāng
어깨위 손상	肩膀受伤	jiān bǎng shòu shāng
골반뼈 손상	骨盆受伤	gǔ pén shòu shāng
깁스용 붕대	医用绷带	yī yòng bēng dài
보조기	矫形器	jiǎo xíng qì
보조기 착용	戴上矫形器	dài shàng jiǎo xíng qì
늑골 골절	肋骨骨折	lèi gǔ gǔ zhé
늑골 손상	肋骨损伤	lèi gǔ sǔn shāng
파열	破裂	pò liè
부러진 뼈의 견인	断骨复位	duàn gǔ fù wèi
정강이 손상	小腿受伤	xiǎo tuǐ shòu shāng
어깨 손상	肩膀受伤	jiān bǎng shòu shāng
척추 손상	颈椎受伤	jǐng zhuī shòu shāng
인대 염좌	韧带拉伤	rèn dài lā shāng
복부 부상	腹部受伤	fù bù shòu shāng
다리힘줄 염좌	腿筋拉伤	tuǐ jīn lā shāng
염좌	扭伤	niǔ shāng
외상, 부상	受伤	shòu shāng
외상	外伤	wài shāng
외상학	外伤学	wài shāng xué
상처	伤口	shāng kǒu
부상	伤	shāng
출혈	出血	chū xiě
화상	烧伤	shāo shāng
코감기	感冒流鼻涕	gǎn mào liú bí tì

기침	咳嗽	ké sou
호흡곤란	呼吸困难	hū xī kùn nán
어지럼증	眩晕症	xuàn yūn zhèng
발열, 고열	发烧, 高烧	fā shāo, gāo shāo
심근경색	心肌梗死, 心肌梗塞	xīn jī gěng sǐ , xīn jī gěng sè
심장질환	心脏病	xīn zàng bìng
탈장	疝气	shàn qì

12 약 처방과 약국 상황

상황1

약사 무엇이 필요하신가요?

통역

환자 我想要一个晕船药。

통역

약사 이 약은 효능이 좋습니다.

통역

환자 大约过多久才能见效?

통역

약사 이 약은 효과가 특히 빠릅니다.

통역

약사 4시간마다 한 알씩 드세요.

통역

환자 有副作用吗?

통역

약사 아니요.

통역

약사 무엇이 더 필요하신가요?

통역

환자 睡不好觉。

통역

환자 有安眠药吗?

통역

약사 네.

통역

약사 취침 전에 한 알씩 복용하세요.

통역

약사 통째로 삼켜야 합니다.

통역

환자 孕妇也能服用吗?

통역

약사 네.

통역

환자 我在服用心血管药物，这个药能和心血管药物一起服用吗?

통역

약사 네.

통역

약사 포장에 써져있는 유효기간을 유의하세요.

통역

환자 我对阿司匹林过敏。

통역

환자 这药含有阿司匹林成分吗?

통역

약사 아니요.

통역

연습문제

보기 뱃멀미약이 있으세요? ➡ 请问有晕船药吗?

1. 두통약이 있으세요? ➡ ______________________

2. 불면증 약이 있으세요? ➡ ______________________

3. 감기약이 있으세요? ➡ ______________________

4. 소화제가 있으세요? ➡ ______________________

5. 가려운데 바르는 연고가 있으세요? ➡ ______________________

자신의 통역을 확인해보세요.

약사: 무엇이 필요하신가요?
통역: 您需要什么药?

환자: 我想要一个晕船药。
통역: 뱃멀미약을 사고 싶습니다.

약사: 이 약은 효능이 좋습니다.
통역: 这个药效果好。

환자: 大约过多久才能见效?
통역: 약효가 얼마나 빨리 나타나나요?

약사: 이 약은 효과가 특히 빠릅니다.
통역: 这个药见效非常快。

약사: 4시간마다 한 알씩 드세요.
통역: 请每隔四小时服用一粒。

환자: 有副作用吗?
통역: 부작용이 있을까요?

약사: 아니요.
통역: 没有。

약사: 무엇이 더 필요하신가요?
통역: 您需要什么药?

환자: 睡不好觉。
통역: 잠을 잘 못 잡니다.

환자: 有安眠药吗?
통역: 불면증 약이 있으세요?

약사: 네.
통역: 有。

약사: 취침 전에 한 알씩 복용하세요.
통역: 请在睡觉前服用一粒。

약사: 통째로 삼켜야 합니다.
통역: 请整片咽下去。

환자: 孕妇也能服用吗?
통역: 임신부에게도 이 약이 맞나요?

약사: 네.
통역: 可以。

환자: 我在服用心血管药物，这个药能和心血管药物一起服用吗?
통역: 심혈관 약을 복용 중입니다. 동시에 이 약을 복용해도 될까요?

약사: 네.
통역: 可以。

약사: 포장에 써져있는 유효기간을 유의하세요.
통역: 请确认包装上的药品有效期。

환자: 我对阿司匹林过敏。
통역: 아스피린 알레르기가 있습니다.

환자: 这药含有阿司匹林成分吗?
통역: 이 약에 아스피린 성분이 있나요?

약사: 아니요.
통역: 没有。

상황2

환자 我想要买这种药。

통역

약사 이 약은 주문해야 합니다.

통역

환자 到明天为止能买到吗?

통역

약사 네.

통역

환자 什么时候能拿走?

통역

약사 내일 12시에 오세요.

통역

약사 이 약은 효과가 특히 빨리 나타납니다.

통역

환자 能给我拿大点的箱子吗?

통역

약사 네.

통역 ______________________

환자 加起来一共多少?

통역 ______________________

연습문제

보기 이 약은 효능이 좋습니다 ➡ 这个药效果好。

1. 이 약은 효과가 특히 빠릅니다 ➡ ______________________
2. 12시간마다 한 알씩 드세요 ➡ ______________________
3. 취침 전에 한 알씩 복용하세요 ➡ ______________________
4. 통째로 삼켜야 합니다 ➡ ______________________
5. 부작용이 없습니다 ➡ ______________________

자신의 통역을 확인해보세요.

환자: 我想要买这种药。
통역: 이 약이 필요합니다.

약사: 이 약은 주문해야 합니다.
통역: 这种药需要预约。

환자: 到明天为止能买到吗?
통역: 내일까지 주문 가능한가요?

약사: 네.
통역: 可以。

환자: 什么时候能拿走?
통역: 언제 가져갈 수 있나요?

약사: 내일 12시에 오세요.
통역: 请您在明天12点左右前来访问。

약사: 이 약은 효과가 특히 빨리 나타납니다.
통역: 这个药见效特别快。

환자: 能给我拿个大点的箱子吗?
통역: 조금 큰 상자를 주시겠습니까?

약사: 네.
통역: 好的。

환자: 加起来一共多少?
통역: 모두 더해서 얼마인가요?

상황3

약사 무엇이 필요하신가요?

통역

환자 能给我开个止痒的软膏吗?

통역

약사 네, 물론이죠.

통역

약사 이 연고를 아침과 저녁에 바르세요.

통역

환자 非常感谢。

통역

환자 请给我拿个止呕药。

통역

약사 이 약을 하루 세 번 매일 식후에 복용하세요.

통역

환자 非常感谢。

통역

연습문제

보기 3시간마다 한 티스푼씩 복용하세요 ➡ 请每三个小时服用 一勺。

1. 삼키기 전에 씹으세요 ➡ ______

2. 공복에 복용하세요 ➡ ______

3. 취침 전에 알약 하나를 복용하세요 ➡ ______

4. 이 약을 2일 연달아 드세요 ➡ ______

5. 매번 식전에 약을 복용하세요 ➡ ______

6. 매일 식후 세 번 복용하세요 ➡ ______

자신의 통역을 확인해보세요.

약사: 무엇이 필요하신가요?
통역: 您需要什么药?

환자: 能给我开个止痒的软膏吗?
통역: 가려운 데에 바르는 연고를 주시겠어요?

약사: 네, 물론이죠.
통역: 当然可以。

약사: 이 연고를 아침과 저녁에 바르세요.
통역: 请在早上和晚上涂上这个软膏。

환자: 非常感谢。
통역: 대단히 감사합니다.

환자: 请给我拿个止呕药。
통역: 메스꺼울 때 먹는 약 주세요.

약사: 이 약을 하루 세 번 매일 식후에 복용하세요.
통역: 请在每天饭后服用三次。

환자: 非常感谢。
통역: 대단히 감사합니다.

약 처방과 약국에서 의료진이 자주 사용하는 질문과 표현

이 약은 효과가 좋습니다.	这个药效果非常好。
이 약은 효과가 특히 빠릅니다.	这个药见效快。
4시간마다 한 알씩 복용하세요.	每四个小时服用一粒。
4시간마다 한 티스푼 복용하세요.	每四个小时服用一勺。
취침 전에 알약 하나를 복용하세요.	睡觉前请服用一粒。
밤에 알약 하나를 복용하세요.	晚上请服用一粒。
매일 취침 전에 약 복용하는 거 잊지 마세요.	别忘了每天睡觉前吃药。
이 연고를 아침과 저녁에 바르세요.	请在早上和晚上涂上这个软膏。
이 약을 며칠 계속 드세요.	这个药请连续服用几天。
통증이 지속된다면 의사를 부르세요.	一直疼的话，请呼叫医生。
통증이 가라앉지 않는다면 의사를 부르세요.	疼痛不见好转的话，请呼叫医生。
삼키기 전에 씹으세요.	请嚼碎后再咽下去。
통째로 삼키세요.	请整片咽下去。
공복에 복용하세요.	请空腹服用。
매번 식전에 약을 복용하세요.	请在饭前服用。
식중에 약을 복용하세요.	请在吃饭的时候服用。
매일 식후 세 번 복용하세요.	请在每天饭后服用三次。
공복인 상태로 금요일에 다시 내원하세요	周五请空腹前来就诊。
이 약을 복용하고 일주일 후에 오세요.	服用完这个药后，过一周再来就诊。
항생제를 처방하겠습니다.	给您开了抗生素药物。
심각하지 않습니다.	不严重。
3일간 침상안정이 필요합니다.	需要卧床休息三天。
긁지 마세요.	不要用手挠。
3일간 목욕을 하지 마세요	请三天不要洗澡。
햇빛을 직접적으로 받지 않도록 하세요.	请避免阳光直射。
이미 완쾌 되셨습니다.	已经痊愈了。

재발할 수 있습니다.	有可能复发。
빨리 쾌차하세요.	祝你早日康复。

약 처방과 약국에서 환자가 자주 사용하는 질문

이 약을 사려고 하는데요.	我想买这种药。
뱃멀미약을 사고 싶습니다.	我想买晕船药。
잠을 잘 수가 없어요.	睡不着觉。
잠을 잘 못 잡니다.	睡不好觉。
불면증 약이 있으세요?	有安眠药吗?
조금 작은 상자를 주시겠어요?	能给我拿小点的箱子吗?
조금 큰 상자를 주시겠어요?	能给我拿个大点的箱子吗?
감기약을 처방해 주시겠어요?	能给我开个感冒药吗?
큰 밴드가 있으세요?	有大一点的创可贴吗?
기다려도 될까요?	能等一会吗?
내일까지 주문 가능할까요?	能在明天前买到药吗?
언제 가져갈 수 있을까요?	什么时候能拿走?
심혈관 약을 복용하고 있는데, 이 약을 같이먹어도 되나요?	我在服用心血管药物，这个药能和心血管药物一起服用吗?
아스피린 알레르기가 있습니다.	我对阿司匹林过敏。
이 약에 아스피린 성분이 있으세요?	这药里有阿司匹林成分吗?
부작용이 있을까요?	有副作用吗?
임신부에게도 이 약이 적합한가요?	孕妇也能服用吗?
약 효과가 얼마나 지나야 나타나나요?	大约过多久才能见效?

알아두면 유익한 용어

아스피린	阿司匹林	ā sī pǐ lín
약제조	制药	zhì yào
...에 알레르기가 있다.	对...过敏	duì ...guò mǐn
약을 복용하다	服用、吃药	fú yòng, chī yào
불면증	失眠症	shī mián zhèng
약국	药店	yào diàn
음식	食物	shí wù
섭취	摄入	shè rù
약품, 약제, 약	药	yào
배멀미	晕船	yūn chuán
공복	空腹	kōng fù
포장	包装	bāo zhuāng
상자	箱子	xiāng zi
임신부	孕妇	yùn fù
약품, 약	药	yào
입에서 녹다	融化、入口即化	róng huà, rù kǒu jí huà
부작용	副作用	fù zuò yòng
통째로 삼키다	整片咽下去	zhěng piàn yàn xià qù
씹은 다음에 삼키다	嚼碎后再咽下去	jiáo suì hòu zài yàn xià qù
식중에 복용하다	吃饭时服用	chī fàn shí fú yòng
공복에 복용하다	空腹时服用	kōng fù shí fú yòng

연습문제 정답

연습문제 정답

I. Non medical service

1. 진료 예약

상황 1

1. 치과 예약하다 ➡ 我想预约牙科。

2. 안과 예약하다 ➡ 我想预约眼科。

3. 산부인과 예약하다 ➡ 我想预约妇产科。

4. 외과 예약하다 ➡ 我想预约外科。

5. 피부과 예약하다 ➡ 我想预约皮肤科。

상황 2

1. 입원하다 ➡ 住院

2. 퇴원하다 ➡ 出院

3. 수술하다 ➡ 手术

4. 검사하다 ➡ 检查

5. 상담하다 ➡ 咨询

상황 3

1. 이 양식을 작성해주세요 ➡ 请您填写这张表格。

2. 이 문진표를 작성해주세요 ➡ 请您填写这个门诊表。

3. 진료신청서를 작성해주세요 ➡ 请您填写就诊登记表。

4. 입원동의서에 서명하주세요 ➡ 请您在住院协议书上签字 。

5. 수술동의서에 서명해주세요 ➡ 请您在手术同意书上签字。

상황 4

1. 초진 → 初诊
2. 재진 → 复诊
3. 예약 → 预约
4. 외래 → 门诊
5. 입원 → 住院
6. 접수 → 挂号

2. 진료비 수납

상황 1

1. 부인과 진료예약을 하시나요? → 请问要办妇产科预约挂号吗?
2. 내과 진료예약을 하시나요? → 请问要办预约挂号吗?
3. 안과 진료예약을 하시나요? → 请问要办眼科预约挂号吗?
4. 피부과 진료예약을 하시나요? → 请问要办皮肤科预约挂号吗?
5. 소화기내과 진료예약을 하시나요? → 请问要办消化内科预约挂号吗?

상황 2

1. 의사소견서를 가지고 오세요 → 请带上医生意见书。
2. 검사소견서를 가지고 오세요 → 请带上检查意见书。
3. 영상자료를 가지고 오세요 → 请带上影像资料。
4. 진료기록사본을 가지고 오세요 → 请带上病历复印件。
5. 영문진단서를 가지고 오세요 → 请带上英文诊断书。

상황 3

1. 100% 지불보증되다 → 有100%支付保证。
2. 보험회사에 청구하다 → 向保险公司要求理赔。
3. 진료비의 20%만 부담한다 → 只需负担20%的诊疗费。

4. 진료기록사본을 보험회사에 청구하다 ➡ 把病历复印件交给保险公司。

5. 수납창구에서 진료비 영수증을 요청하다 ➡ 到收费处要求诊疗费收据发票。

3. 건강검진

상황 1

1. 소변검사 ➡ 尿检
2. 심전도검사 ➡ 心电图检查
3. 안압검사 ➡ 眼压检查
4. 엑스레이 검사 ➡ X光检查
5. 혈액검사 ➡ 血检

상황 2

1. 마취제를 주사하다 ➡ 注射麻醉剂。
2. 조영제를 주입하다 ➡ 注入造影剂。
3. 보톡스를 주사하다 ➡ 注射肉毒素。
4. 지방을 주입하다 ➡ 注入脂肪。
5. 보형물을 삽입하다 ➡ 植入假体。

상황 3

1. 간 ➡ 肝
2. 위 ➡ 胃
3. 신장, 콩팥 ➡ 肾
4. 담낭, 쓸개 ➡ 胆囊
5. 비장 ➡ 脾脏
6. 췌장 ➡ 胰腺
7. 방광 ➡ 膀胱

II. Medical service

1. 내과 진료

상황 1

1. 흉부 엑스레이 검사를 받으세요. ➡ 请去做胸部X光检查。

2. 심전도 검사를 받으세요. ➡ 请去做心电图检查。

3. 소변 검사를 받으세요. ➡ 请去做尿检。

4. 조직 검사를 받으세요. ➡ 请去做组织检查。

5. 초음파 검사를 받으세요. ➡ 请去做超声波检查。

상황 2

1. 현재 치료중인 질환이 있으신지요? ➡ 你有没有正在接受治疗的疾病?

2. 암 같은 가족력이 있으신가요? ➡ 您有没有癌症家族病史?

3. 입원기간은 어느 정도인가요? ➡ 住院时间大概多久?

4. 평소에 식사는 규칙적으로 드십니까? ➡ 平常您的饮食生活规律吗?

5. 받으실 검사 항목을 안내해 드리겠습니다. ➡ 我来介绍您要接受的检查项目。

상황 3

1. 열이 있습니까? ➡ 请问您有没有发烧?

2. 목이 아픕니까? ➡ 请问您喉咙疼不疼?

3. 콧물이 나옵니까? ➡ 请问您有没有流鼻涕?

4. 침을 삼킬 수 있으세요? ➡ 请问您可以咽下口水吗?

5. 머리가 아픕니까? ➡ 请问您头疼吗?

2. 외과 진료

상황 1

1. 찌르는 듯한 통증 ➡ 刺痛
2. 극심한 통증 ➡ 剧痛
3. 참을만한 통증 ➡ 能忍受的疼痛
4. 관련통 (실제의 환부와 떨어진 자리에서 느껴지는 통증) ➡ 牵涉性痛
5. 지속적인 통증 ➡ 持续性疼痛

상황 2

1. 다리를 펴 주세요 ➡ 请将腿伸直。
2. 무릎을 구부리세요 ➡ 请弯曲膝盖。
3. 깊게 숨을 쉬세요 ➡ 请深呼吸。
4. 탈의하세요 ➡ 请脱下衣服。
5. 몇 걸음 걸어보세요 ➡ 请走几步看看。

상황 3

1. 탈장 ➡ 疝气症状
2. 호흡곤란 ➡ 呼吸困难
3. 서혜부 ➡ 腹股沟区
4. 종양 ➡ 肿瘤
5. 배꼽부위 ➡ 肚脐部位

3. 피부과 진료

상황 1

1. 건성 피부인가요? ➡ 请问您是干性皮肤吗?
2. 민감성 피부인가요? ➡ 请问您是敏感性皮肤吗?
3. 피부가 붉어졌나요? ➡ 请问肤色变红了吗?
4. 피부가 아픈가요? ➡ 请问您的皮肤痛吗?
5. 피부가 가려운가요? ➡ 请问您的皮肤痒吗?

상황 2

1. 어디가 가려운가요? ➡ 请问哪个部位瘙痒?
2. 어디가 아픈가요? ➡ 请问哪个部位痛?
3. 어디에 여드름이 났나요? ➡ 请问哪个部位长痘痘了?
4. 여름에도 발진이 났나요? ➡ 请问夏天也起疹子吗?
5. 어디에 피부낙설이 있으세요? ➡ 请问是在哪个部位有皮屑?

상황 3

1. 블랙헤드 ➡ 黑头
2. 땀띠 ➡ 痱子
3. 반점 ➡ 斑点
4. 발진 ➡ 疹子
5. 피부낙설 ➡ 皮屑

상황 4

1. 진료를 예약하다. ➡ 预约门诊。
2. 연고를 처방하다. ➡ 开软膏处方。
3. 연고를 바르다. ➡ 涂药膏。
4. 약을 복용하다. ➡ 服药。
5. 검사를 받다. ➡ 做检查。

4. 성형외과 진료

상황 1

1. 필러를 주사합니다 → 将注射填充物。
2. 콜라겐을 주사합니다 → 将注射胶原蛋白。
3. 보톡스를 주사합니다 → 将注射肉毒素。
4. 하이루론산을 주사합니다 → 将注射玻尿酸。

상황 2

1. 보형물 → 假体
2. 실리콘 → 硅胶
3. 자가연골 → 自体耳软骨
4. 거부반응 → 排异反应
5. 코 필러 → 注射隆鼻

상황 3

1. 리도카인 염수를 주입합니다 → 注入利多卡因盐水。
2. 지방을 흡입합니다 → 吸出脂肪。
3. 진공흡입기를 연결합니다 → 连接真空吸引器。
4. 비만체형을 개선합니다 → 改善肥胖体型。
5. 바이오 본드가 생겼어요 → 出现皮肤硬结。

5. 신경내과 진료

상황 1

1. 뒤통수가 아픕니다 ➡ 后脑勺痛。
2. 눈가가 아픕니다 ➡ 眼部痛。
3. 머리 한쪽이 아픕니다 ➡ 大脑一侧痛。
4. 이마가 아픕니다 ➡ 额头痛。
5. 관자놀이가 아픕니다 ➡ 太阳穴痛。

상황 2

1. 눈을 떠 보세요 ➡ 请睁开眼睛。
2. 손을 앞으로 펴보세요 ➡ 请向前伸手。
3. 주먹을 쥐어 보세요 ➡ 请握拳。
4. 머리를 앞으로 숙여 보세요 ➡ 请向前低头。
5. 팔을 뻗어 보세요 ➡ 请伸出胳膊。

상황 3

1. 어디가 아픈가요? ➡ 请问哪里痛?
2. 의식을 잃었었나요? ➡ 请问有没有失去过意识?
3. 두통이 자주 있으세요? ➡ 请问经常头痛吗?
4. 두통이 어떤 식으로 있으세요? ➡ 请问具体怎么痛?
5. 심하게 어지러웠던 적이 있으세요? ➡ 请问有没有经历过严重的头晕现象?

상황 4

1. 어지럽다 ➡ 头晕
2. 의식을 잃었다 ➡ 失去过意识
3. 편두통 ➡ 偏头痛
4. 고혈압 ➡ 高血压
5. 균형감각 ➡ 身体平衡感

6. 치과 진료

상황 1

1. 뜨거운 음식을 먹은 뒤 통증이 심해집니다 → 在吃完热的东西后，疼痛会加剧。
2. 차가운 음식을 먹은 뒤 통증이 심해집니다 → 在吃完凉的东西后，疼痛会加剧。
3. 이 치아로 씹을 때 통증이 심해집니다 → 用这颗牙咀嚼时有疼痛感。
4. 외부자극 없어도 치통이 있어요 → 去除外界刺激后也会有牙痛。
5. 아침에 통증이 심합니다 → 早上牙痛会加剧。

상황 2

1. 통증이 심합니다 → 牙疼得厉害。
2. 이가 아픕니다 → 这颗牙疼。
3. 이가 자주 아픕니다 → 这颗牙经常疼。
4. 치아를 두드릴 때 치통이 심해집니다 → 敲牙时牙痛会加剧。
5. 3개월 전에 마지막으로 치과 진료를 받았습니다

→ 最近一次在牙科就诊是在三个月前。

상황 3

1. 의치 → 义齿
2. 틀니 → 假牙
3. 브릿지 → 牙桥
4. 발치 → 拔牙
5. 크라운 → 牙冠

7. 안과 진료

상황 1

1. 녹내장 ➡ 青光眼
2. 원거리용 안경 ➡ 远视眼镜
3. 근시용 안경 ➡ 近视眼镜
4. 시력검사 ➡ 视力检查
5. 콘텍트렌즈 ➡ 隐形眼镜

상황 2

1. 눈이 아픈가요? ➡ 请问眼睛疼吗?
2. 눈이 잘 보이나요? ➡ 请问能看清楚吗?
3. 어렸을 때부터 근시가 있었나요? ➡ 请问从小就患有近视吗?
4. 어렸을 적부터 사시가 있었나요? ➡ 请问从小就患有斜视吗?
5. 아침에 눈꺼풀이 붙나요? ➡ 请问早上起来眼皮会贴在一起吗?

상황 3

1. 눈에 뭔가가 들어갔습니다. ➡ 感觉眼睛进了东西。
2. 안개가 낀 것처럼 같습니다. ➡ 感觉雾蒙蒙的。
3. 저는 항상 안경을 사용합니다. ➡ 我一直戴着眼镜。
4. 눈이 자주 충혈됩니다. ➡ 眼睛经常充血发红。
5. 다래끼가 자주 납니다. ➡ 总是长针眼。

상황 4

1. 다래끼 ➡ 针眼
2. 충혈 ➡ 充血
3. 염증 ➡ 炎症
4. 부종 ➡ 浮肿
5. 동공 ➡ 瞳孔

8. 소화기내과 진료

상황 1

1. 정상적 모양의 변인가요? ➡ 便状正常吗?

2. 주기적으로 배변을 하시나요? ➡ 按时排便吗?

3. 액체변인가요? ➡ 腹泻吗?

4. 무른변인가요? ➡ 大便干燥吗?

5. 변비인가요? ➡ 便秘吗?

상황 2

1. 맹장염이 있었나요? ➡ 请问您患过阑尾炎吗?

2. 복부팽창을 느끼시나요? ➡ 请问有腹胀的感觉吗?

3. 복통이 있으세요? ➡ 请问您有腹痛吗?

4. 속이 메스껍나요? ➡ 请问您感到恶心吗?

5. 음식을 삼키고 나서 통증이 사라지나요? ➡ 请问咽下去后会好点吗?

상황 3

1. 항상 소화불량이에요 ➡ 我总是消化不良。

2. 식욕이 없습니다 ➡ 我没有食欲。

3. 속이 메스껍습니다 ➡ 我感到恶心。

4. 속쓰림이 있습니다 ➡ 我有胃酸。

5. 구토가 납니다 ➡ 我呕吐。

9. 부인과 진료

상황 1

1. 생리 초반에 심한 통증이 있습니다 ➡ 月经前期有痛经。

2. 생리 분비물에 뭉친 피가 있습니다 ➡ 经血中有凝固的血块。

3. 생리 전후로 출혈이 있습니다 ➡ 月经前后有出血的症状。

4. 성관계 시 질출혈이 있습니다 ➡ 在发生性关系时有过阴道出血。

5. 질 부위에 가려움증이 있습니다 ➡ 阴部瘙痒。

상황 2

1. 얼마나 오래전부터 생리가 없었습니까? ➡ 请问已经有多久没来月经了?

2. 생리량이 많습니까? ➡ 请问月经量多吗?

3. 생리가 얼마간 지속되나요? ➡ 请问月经一般会持续多久?

4. 생리 시 몸 상태가 어떤가요? ➡ 请问月经是身体怎么样?

5. 생리가 불규칙적인가요? ➡ 请问月经不调吗?

상황 3

1. 유산 경험이 있으세요? ➡ 请问有过流产经历吗?

2. 생리 전 감정 기복이 심합니까? ➡ 请问月经前情绪波动吗?

3. 생리 전 우울해집니까? ➡ 请问月经前变得忧郁吗?

4. 황체기 때 몸 상태가 비교적 괜찮습니까? ➡ 请问黄体期时身体状况比较好吗?

5. 생리 전에 젖몸살을 앓나요? ➡ 请问月经前有乳房胀痛的感觉吗?

11. 응급실 상황

상황 1

1. 팔을 움직일 수가 있습니까? ➡ 请问胳膊可以动弹吗?
2. 과거에 심각한 외상을 입은 적이 있으세요? ➡ 请问过去受过严重的外伤吗?
3. 과거에 골절이 있으셨나요? ➡ 请问过去有过骨折的经历吗?
4. 계단에서 넘어졌습니까? ➡ 请问在台阶上摔倒了吗?
5. 걸을 때 어려움이 있습니까? ➡ 请问起路时费经吗?

상황 2

1. 부딪히셨나요? ➡ 请问被撞了吗?
2. 미끄러지셨나요? ➡ 请问滑到了吗?
3. 다리를 겹질렸나요? ➡ 请问扭到脚了吗?
4. 머리를 부딪치면서 의식을 잃으셨나요?
   ➡ 请问是在头部受到撞击后失去意识的吗?
5. 환자분한테 발생한 일이 모두 생각나세요? ➡ 请问能记得发生什么事情了吗?

상황 3

1. 타박상 ➡ 挫伤
2. 화상 ➡ 烧伤
3. 근육 좌상 ➡ 肌肉拉伤
4. 발목관절 손상 ➡ 踝关节受伤
5. 발 부상 ➡ 脚部受伤
6. 무릎관절 손상 ➡ 膝关节受伤

상황 4

1. 다친 다리에 무리하게 체중을 싣지 마세요 ➡ 请不要在受伤的腿上施压。
2. 다친 다리에도 무게를 싣고 걸으세요 ➡ 请将身体重心也放到受伤的腿部。
3. 다치지 않은 다리에 무게를 실으세요
   ➡ 请将身体重心放到没有受伤的腿上。

4. 다친 팔 체조, 마사지를 하세요 ➡ 请适当地按摩受伤的胳膊。

5. 가벼운 손가락 운동을 하세요 ➡ 请多做一些简单的手指运动。

12. 약 처방과 약국 상황

상황 1

1. 두통약이 있으세요? ➡ 请问有头疼药吗?
2. 불면증 약이 있으세요? ➡ 请问有安眠药吗?
3. 감기약이 있으세요? ➡ 请问有感冒药吗?
4. 소화제가 있으세요? ➡ 请问有消化药吗?
5. 가려운데 바르는 연고가 있으세요? ➡ 请问有止痒膏吗?

상황 2

1. 이 약은 효과가 특히 빠릅니다 ➡ 这个药见效非常快。
2. 12시간마다 한 알씩 드세요 ➡ 请每隔十二小时服用一粒。
3. 취침 전에 한 알씩 복용하세요 ➡ 请在睡觉前服用一粒。
4. 통째로 삼켜야 합니다 ➡ 请整片咽下去。
5. 부작용이 없습니다 ➡ 没有副作用。

상황 3

1. 삼키기 전에 씹으세요 ➡ 请嚼碎后再咽下去。
2. 공복에 복용하세요 ➡ 请空腹服用。
3. 취침 전에 알약 하나를 복용하세요 ➡ 睡觉前请服用一粒。
4. 이 약을 2일 연달아 드세요 ➡ 这个药请连续服用两天。
5. 매번 식전에 약을 복용하세요 ➡ 请在饭前服用。
6. 매일 식후 세 번 복용하세요 ➡ 请在每天饭后服用三次。

중국어 의료회화
中国语 医疗会话

초판 인쇄 2016년 2월 4일
초판 발행 2016년 2월 15일

지은이 황지연
발행인 김인철
기 획 장지호 Director, University Press
편집장 신선호 Executive Knowledge Contents Creator
도서편집 김민정 Contents Creator
도서·전자책편집 최인우 e-Contents Creator
마케팅 곽용창 Chief Marketing Creator
재무관리 권미경 Chief Managing Creator
발행처 한국외국어대학교 지식출판원
02450 서울특별시 동대문구 이문로 107
전화 02)2173-2493~7
팩스 02)2173-3363
홈페이지 http://press.hufs.ac.kr
전자우편 press@hufs.ac.kr
출판등록 제6-6호(1969. 4. 30)
디자인 · 편집 디자인퍼브 02)2254-4308
인쇄 · 제본 (주)에스제이씨성전 031)955-8800

ISBN 979-11-5901-048-4 13720 정가 15,000원

*잘못된 책은 교환하여 드립니다.

HUiNE은 한국외국어대학교 지식출판원의 어학도서, 사회과학도서, 지역학 도서 Sub Brand이다. 한국외대의 영문명인 HUFS, 현명한 국제전문가 양성(International +Intelligent)의 의미를 담고 있으며, 휴인(携引)의 뜻인 '이끌다, 끌고 나가다'라는 의미처럼 출판계를 이끄는 리더로서, 혁신의 이미지를 담고 있다.